Grossmann-Schnyder (Hrsg.)

Psychotonik
Praktische Arbeit für ein neues Gesundheitsverständnis
Festschrift für Volkmar Glaser

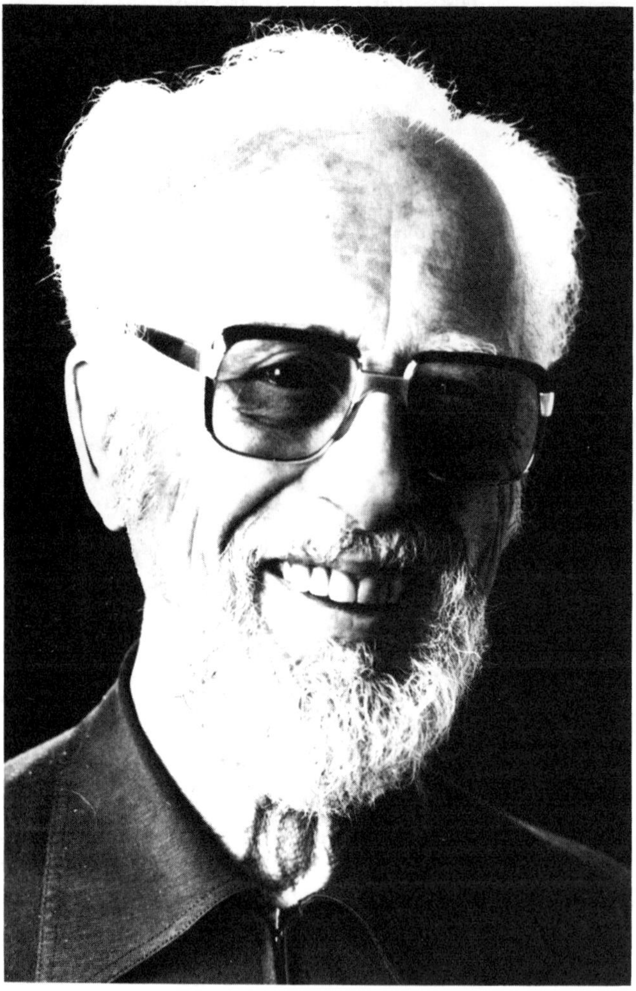

(Foto: *Guido Kaspar*)

Psychotonik

Praktische Arbeit für ein neues Gesundheitsverständnis

Festschrift für Volkmar Glaser

Herausgegeben von:

M. Grossmann-Schnyder

Mit Beiträgen von:

F. BRINER, Windisch
E. ERTL, Igling
H. FURRER, Horgen
R. GAUTSCHI, Wettingen
M. GLATZER, Hamburg
E. GROSS-GSTÖHL, Windisch
M. GROSSMANN-SCHNYDER, Stuttgart
W. HAUKE, Windach-Ammersee
S. A. HELBICH, Darmstadt
PH. JORDI, Herzogenbuchsee
J. KLOP, Haarlem
CH. SCHMINCKE, Tübingen
H. SCHÖNDUBE, Reutlingen
I. SEIBEL, Saarbrücken
A. SIPPEL, München
A. WIELER, Egg

Mit 1 Portrait und 5 Abbildungen

HAUG

Karl F. Haug Verlag · Heidelberg

CIP-Kurztitelaufnahme der Deutschen Bibliothek

Psychotonik: prakt. Arbeit für e. neues Gesundheitsverständnis; Festschr. für Volkmar Glaser / hrsg. von M. Grossmann-Schnyder. Mit Beitr. von: F. Briner ... – Heidelberg: Haug, 1987.
ISBN 3-7760-0988-8
NE: Grossmann-Schnyder, Moia [Hrsg.]; Briner, Frederik [Mitverf.]; Glaser, Volkmar: Festschrift

Herstellerische Betreuung: Sigrid Anslinger

Verlags-Nr. 8796 · Titel-Nr. 1988 · ISBN 3-7760-0988-8

Satz: Filmsatz Unger, 6940 Weinheim/Bergstraße

Druck und Verarbeitung: Druckerei Heinrich Schreck KG, 6735 Maikammer

„Entfaltet der Mensch jedoch seine Intentionen
zum Miteinander-Sein und eröffnet sich der Welt,
so lösen sich Spannungen und geben gleichzeitig
der belebenden Atemkraft Raum."

(Volkmar Glaser)

Die vorliegende Festschrift zu *Volkmar Glasers* 75. Geburtstag ist der Dank seiner Schüler für alles, was er uns vermittelt hat: Inventar dessen, was wir, jeder in seinem Arbeitsbereich, damit gemacht haben. Wir sind stolz, daß wir in so eindrucksvoller Weise ein breites Spektrum an Einsatzmöglichkeiten psychotonischer Arbeit auffächern konnten.

Gleichzeitig wenden wir uns an unsere Schüler, Klienten, Patienten und mehr noch an unsere Kollegen, denen Psychotonik noch fremd ist. Ihnen hoffen wir, einen Einblick in die vielfältige Wirkungsweise unserer Arbeit geben zu können.

Weil wir uns also auch an Leser wenden, die mit Psychotonik nicht vertraut sind, und damit nicht in jedem Beitrag die Grundlagen neu geschaffen werden müssen, war es erforderlich, den einzelnen Fachbeiträgen eine kurze Einführung in Psychotonik voranzustellen. Es bot sich in diesem Zusammenhang ebenso an, den Umständen ihres Entstehens nachzugehen und ihren geistigen Standort auszuloten, wie die Kei ra ku-Lehre mit der chinesischen Lehre von den Funktionskreisen zu vergleichen.

Inhalt

Verzeichnis der Autoren

Dr. phil. *Frederik Briner*
Psychologe SPV,
grad. Psychotherapeut FPJ
Lindhofstr. 92
CH-5200 Windisch

Elfriede Ertl
Masseurin,
Atempädagogin
Unteriglinger Str. 12
D-8939 Igling

Heidi Furrer
Hebamme
Strohwiesstr. 18
CH-8810 Horgen

Roland Gautschi, lic. phil.
Klosterstraße 12
CH-5430 Wettingen

Matthias Glatzer
Dipl.-Psychologe,
Klinischer Psychologe (BDP)
Bleichen Allee 22
D-2000 Hamburg 50

Edith Gross-Gstöhl
Masseurin,
Dipl. Pneopädin AFA
Lindhofstraße 92
CH-5200 Windisch

Moia Grossmann-Schnyder, lic. phil.
Dipl. Pneopädin AFA
Danneckerstraße 21
D-7000 Stuttgart 1

Walter Hauke
Dipl. Psychologe,
Verhaltenstherapeut
(spez. f. Zwangserkrankungen
und motorische Störungen)
Psychosomatische Klinik Windach
D-8911 Windach-Ammersee

Stephanie A. Helbich
Gymnastiklehrerin,
Schwangerschaftsgymnastik
Dieburger Str. 201a
D-6100 Darmstadt

Philipp Jordi
Dipl. Logopäde SAL
Oberstr. 4
CH-3360 Herzogenbuchsee

Jeanette Klop
Physiotherapeutin
Potgieterstr. 32
NL-2032 Haarlem

Dr. *Christian Schmincke*
prakt. Arzt
Katharinenstr. 32
D-7400 Tübingen

Helmut Schöndube
staatl. gepr. Masseur
und med. Bademeister,
Atemtherapeut
Metzgerstraße 5
D-7410 Reutlingen

Irmgard Seibel
staatl. gepr. Masseurin
und med. Bademeisterin,
Dipl. Pneopädin AFA
Lüderitzstr. 13
D-6600 Saarbrücken

Andreas Sippel
Dipl. Sprecherzieher
Ungererstr. 56
D-8000 München

Annelies Wieler
Turn- und Sportlehrerin ETH,
Dipl. Pneopädin
Pfannenstielstraße
CH-8132 Egg

Standort, Entstehung und Theorie der Psychotonik

von *Moia Grossmann-Schnyder*

„Im Vordergrund unserer Betrachtung
hat aber immer die Gesamtverhaltenweise zu stehen,
also die Art, wie der Mensch sich in seine Welt stellt."
(Volkmar Glaser)

Wer sich heute auch nur am Rande mit der neueren Entwicklung in den Natur- und Humanwissenschaften beschäftigt, auch wer als Pädagoge oder Therapeut tätig ist, kann die Schlagworte gewordenen Begriffe wie ‚Neues Bewußtsein', ‚Ganzheitlichkeit' und ‚Vernetzung' schon kaum mehr hören und vergißt dabei, daß diese auch ihm vor nicht langer Zeit neu oder gar unbekannt waren. Es ist das Schicksal aller Neuerungen: „Die Entdeckungen von gestern sind die Gemeinplätze von morgen." *(Arthur Koestler)*

Der Zeitpunkt ihres Entstehens allein sagt in der Regel nichts über den Wert, die Qualität einer Sache aus, allenfalls über Originalität und Selbständigkeit ihres Schöpfers. Mindestens in diesem Sinn soll hier gleich zu Beginn die Pionierleistung *Volkmar Glasers* festgehalten werden. Ansätze seiner Lehre finden sich bereits in seiner 1937 fertiggestellten Dissertation. Entgegen den damals üblichen Untersuchungen der Atembewegungen, welche darauf bedacht waren, „die physiologischen und psychischen Einflußmöglichkeiten voneinander zu scheiden", setzte er voraus, „daß die Wirkungsfähigkeit an die innige Verknüpfung des körpereigenen Lebensgefühls mit der Wirkungsabsicht der Persönlichkeit ... gebunden ist." So konnte er „die Abhängigkeit der Ausformung der pneumographischen Atemphasen von der Einstellung auf ein Wirkungsverhältnis des Menschen auf die Umwelt experimentell nachweisen."[1] Mithin den leib-seelischen Zusammenhang des Atemvorganges.

Was ihm, „durch Schulung und praktische Beurteilung des Atemablaufes geübt", selbstverständlich war, bestätigten seine Untersuchungen: daß Körper und Seele nicht voneinander zu trennen sind, weil Körperlichkeit die einzig mögliche Ausdrucks- und Fühlsweise des Menschen ist. Und außerdem, daß der Mensch auch nicht von seiner Umwelt zu trennen ist, denn wie er an anderer Stelle schrieb: „Worauf die ‚Kontaktaufnahme' gerichtet sei, ist für die Atemvertiefung nicht von so erheblichem Wert wie die Tatsache der Kontaktaufnahme."[2]

Konsequent und unbeirrt durch Zeitströmungen und Tendenzen hat *Volkmar Glaser* in der einmal eingeschlagenen Richtung geforscht und weitergearbeitet an der Klärung somatischer Phänomene und neurophysiologischer Schaltungen dieses ganzheitlichen Verhaltens. Anfangs – im Dritten Reich – war er dabei ohne den Zugang zu internationaler Fachliteratur auf sich selbst gestellt. Später kamen ihm die Erkenntnisse anderer Forschungsbereiche wie etwa die Entdeckung des Gamma-Nervensystems, die Entwicklung von Kybernetik und Systemtheorie zugute; sie gaben ihm die Bestätigung seines neurophysiologischen Modells und Hilfsmittel zu dessen Vervollkommnung.

Heute gibt die Entwicklung *Volkmar Glaser* recht, scheinen seine Ausführungen zur soziopsychophysischen Ganzheit des Menschen selbstverständlich, sind sie schon fast Allgemeingut und werden auch von anderen Methoden vertreten. Während langer Jahre aber, in denen vor allem Selbsterkenntnis und Selbstverwirklichung und später Spiritualität gefordert waren, war psychotonische Arbeit verpönt und nahm unter den Leibtherapien eine Außenseiterrolle ein.

Das ‚Neue Bewußtsein'

> „Die neue Sicht der Wirklichkeit beruht auf der Erkenntnis, daß alle Phänomene – physikalische, biologische, psychische, gesellschaftliche und kulturelle – grundsätzlich voneinander abhängig sind. Wir sind untrennbare Teile des Kosmos, in den wir eingebettet sind."
>
> *(Fritjof Capra)*

Nach der allgemein verbreiteten Chronologie setzt der Paradigmenwechsel zu Beginn unseres Jahrhunderts in den logisch-mathematischen Wissenschaften und der Physik ein. Über Biologie und später die Sozialwissenschaften fand das neue Denken erst seit der Mitte des Jahrhunderts Eingang in die Psychologie. Es ist interessant, daß offenbar nur exakte Wissenschaften an dieser Bewußtseinsänderung teilhaben und daß diese in der Medizin noch nicht stattgefunden hat. *Volkmar Glaser* ein zu früher Pionier und Rufer in der Wüste?

Ohne in der Sache dieser Chronologie des Paradigmenwechsels zu widersprechen, müßte doch der Rahmen in zwei für unser Thema wichtigen Richtungen weiter gesteckt werden:

Erstens ist für die Entwicklung eines ‚Bewußtseins' neben der Realität auch die geistige Atmosphäre, in die hinein, aus der heraus eine solche stattfindet, nicht unwesentlich. Da sollten in einer solchen Chronologie die Autoren nicht fehlen, die seit den frühen 30er Jahren intensiv in dieser Richtung vor-dachten: *Teilhard de Chardin,* dessen Evolutionstheorie auf die Vereinigung des Universums durch die Kraft der Liebe zielt. *Martin Buber,* dem zeitlebens die Ich-Du-Beziehung und die Entwicklung des „Dialogischen Prinzips" wichtiges Anliegen war. „Alles wirkliche Leben ist Beziehung" oder „Menschsein heißt, das gegenüber seiende Wesen sein". Andere müßten hier genannt werden, *Gabriel Marcel, Ludwig Binswanger* ...; auch die Anfänge der Psychotonik reichen bekanntlich in diese Zeit. Die Verwandtschaft und meist unbewußte Gleichzeitigkeit im Denken fasziniert.

Da sich *Buber* selbst nicht als Entdecker, sondern allenfalls als Wiederentdecker des Dialogischen verstand, kommen wir nicht umhin, den Rahmen auch zeitlich weiter zu spannen und mindestens die Denker einzubeziehen, auf die sich *Buber* ausdrücklich berief: *Johann Gottlieb Fichte:* Der Mensch „widerspricht sich selbst, wenn er isoliert lebt" und „Das Bewußtsein des Individuums ist notwendig von einem anderen, dem des Du, begleitet und nur unter dieser Bedingung möglich." Und *Hegel,* dessen Dialektik in Analogie zu *Fichte* entstand: Geist entwickelt sich ihm ebenso wie Lebendiges im Dreischritt Ich-Du-Wir. These-Antithese-Synthese lebt von der Beziehung, ist Beziehung, da das eine erst durch das andere bestimmt, konkretisiert und „das Einzelne nur erkannt wird aus der Verwobenheit in das Ganze."

Hegels Dialektik hat seither unser Denken bestimmt, losgelöst von ihrem Ursprung. Wir haben verlernt, sie auf den Menschen anzuwenden; im Gegenteil, als letzte Disziplin hat sich die Psychologie dem ‚neuen Denken' geöffnet, und in der Medizin wird der Mensch noch immer als Summe von Organen oder im besten Fall als Monade betrachtet.

Es ist also das ‚Neue Bewußtsein' gar nicht so neu, zumal ja schon vor *Fichte* Vertreter des deutschen Idealismus sich gegen den von *Descartes* aus dem griechischen Denken übernommenen und festgeschriebenen Dualismus von Seele und Leib, von Vernunft und Gefühl gewandt hatten. Indem sie aber den Menschen als eine Einheit sahen und ihn in seine natürliche Umwelt eingliederten, entdeckten sie auch sein Bezogensein zu seinesgleichen.

Die Chronologie des Paradigmenwechsels sollte noch in einer zweiten Richtung vervollständigt werden: Parallel zu der naturwissenschaftlichen Entwicklung in Richtung Ganzheitlichkeit und Vernetzung, aber sicher unabhängig von dieser, entstand seit Beginn des Jahrhunderts ein breites Spektrum gymnastischer und rhythmischer Methoden der Körperschulung, von Leib- und Atemarbeit oder -therapie. Von Anfang an und mit wachsender Intensität, zum Teil durch asiatische Anleihen bereichert, wurden dabei ganzheitliche Grundsätze verwirklicht. Ganzheitlich allerdings in den meisten Fällen auf den Menschen in seiner leib-seelischen Ganzheit bezogen. Erst in den allerletzten Jahren begann sich eine auch die Umwelt einbeziehende Ganzheit allmählich durchzusetzen. Es ist ein Nachteil, daß die dabei wirkenden Phänomene zwar gefühlsmäßig vermittel- und nachvollziehbar, aber in naturwissenschaftlichem Sinn, unter Versuchs- oder Laborbedingungen, nicht beweisbar sind.

Man kann nun sowohl in bezug auf die philosophischen Lehren von der Ganzheit und Bezogenheit des Menschen, als auch in bezug auf Leib- und Ganzheitslehren und -therapien den Standpunkt vertreten, und manche tun dies auch: was phänomenologisch, d.h. in Übereinstimmung vieler zur Fühlsgewißheit geworden ist, müsse nicht auch noch naturwissenschaftlich bewiesen werden. Ganzheitlichen Phänomenen müsse, könne man gar nicht reduktionistisch beikommen. Diese Haltung birgt m.E. mit umgekehrten Vorzeichen die gleiche Gefahr der Einseitigkeit, wie wir sie heute dem naturwissenschaftlichen Denken vorwerfen. Wie weiter oben deutlich wurde, ist das ‚Neue Bewußtsein' von der Sache her gar nicht so neu. Neu ist, daß z.B. die von Philosophen längst gedachte Ganzheit nun ‚bewiesen' werden kann. Zur Ganzheit gehört eben in jedem Fall, und also auch zu ihrer eigenen theoretischen Untermauerung, beides, Fühlen und Denken, Synthese und Reduktion. Und genau da liegt die Leistung *Volkmar Glasers*, liegt der Wert seiner Psychotonik und deren neurophysiologischem Modell, das schlüssig nicht nur das Zusammenwirken von Psyche und Soma, sondern ebenso das Bezogensein des Menschen auf seine Umwelt beweist.

Grenzen sind Übergänge

> „Gesetzt aber, sie könnten ihn (den Menschen) nach Belieben plündern, gesetzt, sie könnten sogar ganze Teile und Glieder seines jetzigen Organismus wegnehmen, würden sie ihn nach einer solchen Umformung noch immer einen Menschen nennen? Und doch könnten sie das in der Tat noch eher tun als ihm seine natürliche Neigung zur Gesellschaft aus dem Herzen reißen, ihn von anderen seiner Gattung absondern und .. ihn dann noch immer für einen Menschen erklären."
>
> (*Anthony von Shaftesbury* 1709)

> „Man kann eine Zelle, eine Ratte, eine Gehirnstruktur, eine Familie oder eine Kultur nicht verstehen, wenn man sie aus ihrem Kontext herauslöst und isoliert. Die Beziehung zueinander ist alles ."
>
> (*Marilyn Ferguson* 1982)

Es ist eine Banalität, daß man den Menschen nicht ‚nach Belieben plündern' kann, daß eine Zelle ebenso wie ein Organ nur im Austausch mit anderen lebensfähig ist. Und es ist für Soziologen und Psychologen eine Banalität, daß der Mensch nur in seinem Zusammenleben mit anderen verstanden werden kann. In der Lehre vom menschlichen Körper wird dieses Wissen nur zum Teil angewandt. Während z.B. das ganze Stoffwechselgeschehen selbstverständlich ohne Austausch mit der Außenwelt undenkbar ist, wird in der Bewegungsphysiologie ebenso wie in den Bewegungslehren der Mensch noch immer als in sich geschlossenes, an seinen Körpergrenzen endendes System betrachtet. Es wird dabei mit der Haut als Körperoberfläche eine zwar einsichtige, aber willkürliche, abschließende Grenze gesetzt. Grenzen aber sind Übergänge. So trennt die Haut als Körperaußenfläche zwar Körperinneres und Außenwelt, sie verbindet aber genauso, indem Außenreize über ihre Sinneszellen ans Nervensystem und weiter geleitet werden.

Was für das Sinnesorgan Haut, den Tastsinn gilt, stimmt natürlicherweise auch für die anderen Sinne und ist uns da noch selbstverständlicher. Was für Stoffwechsel und Sinneswahrnehmung selbstverständlich ist, daß der Mensch ein *offenes* System ist, soll es ausgerechnet für die Bewegung bedeutungslos sein?

„Primär ist jeder sinnvolle Handlungsvorgang als eine Bewegungsentwicklung in den Raum hinaus auf eine Veränderung dessen ausgerichtet, was sich in diesem Raum befindet – und dieser Mitweltraum ist immer mit einem Etwas bevölkert."[3] Tatsächlich gibt es also keine natürliche muskuläre Bewegung um ihrer selbst willen, sondern ebenso wie Wahrnehmungen sind auch Bewegungshandlungen bewußt oder unbewußt auf die Umwelt gerichtet oder werden von dieser veranlaßt. So wie die Kreisprozesse innerhalb des Nervensystems „über den afferenten Schenkel der Sinnesrezeptoren für die Außenwelt offen" sind, werden sie auch über „jene Nervenzellen, die die quergestreifte Muskulatur versorgen, unterbrochen. Der Nervenreiz geht in der motorischen Endstrecke in Muskelkontraktionen über. Und so erhält das in sich abgeschlossene Nervensystem lediglich über Bewegungsvorgänge in Form einer ‚offenen Wirkungskette' ein Tor zur Umwelt ... Erst über die Rückwirkung der Außenwelt schließt sich dieser aufgerissene Kreis. Dann verschmelzen Bewegung und Wahrnehmung zu einer Einheit ... Die Subjektivität realisiert sich in der Übergangssphäre, in der sich Bewegen und Empfinden abspielen. Mehr als die Haut selbst wird das Muskelsystem zum Grenzland zwischen der Person und ihrem Umfeld."[3] Dieses Umfeld, das in etwa der Reichweite seiner Glieder entspricht, ist dem Menschen natürlicherweise als Handlungs- und Bewegungsraum nicht nur gefühlsmäßig zugehörig, sondern er *ist* dieser Raum, so daß von der ‚zweiten Gestalt' oder dem Körperschema gesprochen wird.

Kommunikatives und Intentionales Bewegen

Diese Prämisse der Psychotonik wird auch von anderer Seite gestützt. Bewegung erfährt der Mensch zunächst als Bewegtwerden und also als von der Außenwelt veranlaßt. Sowohl pränatal im Uterus als auch in den ersten Lebensmonaten, da es sich nicht selbst fortbewegen kann und natürlicherweise von der Mutter getragen wird, erfährt das Kind, indem es mitbewegt wird, kommunikatives Bewegen, erwirbt es zunächst als Sinneswahrnehmung das für das normale Bewegungsmuster erforderliche Grundgefühl. Es werden übrigens in dieser Haltung, diesem Gehaltensein die phylogenetisch angelegten Fähigkeiten zum Urvertrauen entwickelt, indem das Kleinkind in Einem die Veränderbarkeit der Welt und die Konstanz der Mutter erlebt. Aus der Erfahrung des Kommunikativen Bewegens entstehen dann eigene Haltungs- und Bewegungsformen in der Hinwendung auf die Mutter, später zur Welt und der daraus folgenden Loslösung von der Mutter, aber nicht im Umgang mit sich selbst. „Je nach Konstellation dieser Umwelt resultieren daraus: Flucht oder Abwehrbewegungen, die zur Distanz führen. Zuwendungs- oder Intentions-Bewegungen, um eigene Bedürfnisse zu befriedigen."[5]

Sogar, wenn der Säugling scheinbar mit sich selbst, seinen Händchen und Füßchen spielt, kann dies nicht als Eigenbewegung sondern muß als Intentionsbewegung gelten, da er weder den Unterschied von sich und Welt, noch auch das Zusammengehören von sich und seinen Extremitäten macht. Ihm ist alles Welt, weil er Welt ist.

Mit dem Differenzieren haben wir sowohl ontogenetisch als auch phylogenetisch immer mehr das Gefühl für den Zusammenhang verloren, der dem primitiven Menschen selbstverständlich war, wie er es auch heute noch dem gesunden, eutonen Erwachsenen ist. Das Gefühl, daß mein Sein nicht an meinen Körpergrenzen endet, sondern ich in vielfältiger Weise mit meiner Umwelt verbunden und also natürlicherweise auf sie bezogen bin, gilt es wieder zu erwerben. Dieses Bezogensein und Ausweiten des eigenen Raumgefühls nennen wir in der Psychotonik *Transsensus*. Das muskuläre Phänomen der Hinwendungs- oder Intentionsbewegung wird als *Obtentus* bezeichnet.

Es sind also „Zuwendungs- oder Intentions-Bewegungen, um eigene Bedürfnisse zu befriedigen" die eigentlichen Urformen natürlichen Bewegens. Da sie von „der ganz persönlichen, eigenständigen Intention der Hinwendung" abhängen, können sie nicht provoziert und also nicht wie Abwehr- oder Fluchtbewegungen im Labor untersucht werden. Obwohl erstere auch allgemein als ‚gesunde, natürliche Bewegung' gelten, gehen schulmedizinische Bewegungsphysiologie und Bewegungslehren von den in Laborversuchen gefundenen und also eigentlich nur letztere erklärenden Kontraktionsschaltungen aus. Es ist das Verdienst *Volkmar Glasers*, daß er die grundsätzliche Unterschiedlichkeit dieser Bewegungsarten überhaupt bewußt macht und daß er Geschmeidigkeit und Elastizität, welche die natürliche Bewegung kennzeichnen, nicht durch Kontraktionsschaltungen, sondern von zentral durch Alpha-Hemmung geschaltete Lösungsprozesse erklärt. „Die im Lösungsgebiet freiwerdenden Innervationspotentiale werden reflektorisch umstrukturiert. Sie verteilen sich polysynaptisch reziprok auf die gesamte übrige Muskulatur des Körpers, um diese so zu einer abgestuften Kontraktion zu veranlassen, daß dadurch die gelösten Gebiete ... noch zusätzlich passiv herausgedehnt werden können."[4] Es kann dieses Modell zwar wie gesagt nicht im Laborversuch nachgeprüft werden, aber es wird die Annahme „einer kortikalen Hemmungsdirektive mit reziproker Faszilitierung ... durch die Erfahrung bestätigt, daß zerebrale motorische Ausfallserscheinungen über die therapeutische Entwicklung von Intentionalen Bewegungen rehabilitierbar sind."[5]

Wenn also natürliche Bewegung intentionale Bewegung ist und diese immer „an die ganz persönliche, eigenständige Intention der Hinwendung und damit primär an einen positiven psychischen Vorgang gebunden" ist, kann dies umgekehrt als ‚Beweis' gelten für das untrennbare Zusammenwirken von Psyche und Soma, mehr noch von Umwelt-Psyche-Soma. Und es bedeutet ebenfalls umgekehrt, da Umweltzuwendung, Raumausweitung Bedingung eines solchen Bewegungsmusters der Gelöstheit, des ökonomischen Krafteinsatzes und koordinierten Bewegungsablaufes ist, daß jede psychotonische Arbeit, Therapie und Pädik, darauf aus ist, Umweltzuwendung und Raumgefühl (wieder) herzustellen.

Es muß angefügt werden: Intentionale Bewegung und Umweltzuwendung sind wertfreie Begriffe insofern z.B. kämpferische Auseinandersetzung Umweltzuwendung voraussetzt und demnach als Intentionsbewegung gilt. Dagegen setzen Flucht- oder Abwehrbewegungen zwar Umweltbezug voraus, verneinen aber Umweltzuwendung.

Kei ra ku

Der zweite Pfeiler der Psychotonik ist die Lehre von den Kei ra ku. Es ist dies recht eigentlich die Systematik der Psychotonik, eine Grammatik des Zyklus Bewegungsentwicklung-Verhaltensweisen-Körpersprache.

Glaser begann sich schon in den 30er Jahren mit Akupunktur und dem chinesischen Meridiansystem zu beschäftigen. Da ihm nur alte japanische Tafeln zur Verfügung standen, die ihm keinen Aufschluß über die Bedeutung der Schriftzeichen und Namen der Meridiane gaben, und er also nicht wie wir heute selbstverständlich Zugang zu deren Inhalt hatte, versuchte er durch eigene Forschung deren Sinn zu entdecken. *Hübotters* Erklärung der Meridiane als Gefäß- oder Nervenverläufe überzeugte ihn nicht, dagegen interessierte ihn als *Atem-Schmitt*-Schüler, daß in den Meridianen ein Medium fließe, das *Hübotter* in seinem 1929 erschienenen Buch über chinesische Medizin sinnbildlich mit Atem übersetzte.

Über sein Vorgehen und seine Entdeckung berichtet *Glaser:* „... und so ging ich recht unbefangen daran, autodidaktisch eine Methode einzusetzen, von der ich annahm, daß die alten Chinesen auf ähnliche Weise die Meridiane gefunden haben könnten. Ich versuchte im Sinne von *Gindler* die Beachtung der Leibgefühle einzusetzen und so den Linienverläufen nachzuspüren ... Dabei kristallisierte sich heraus, daß tatsächlich besondere Gefühlssensationen im Verlauf der chinesischen Meridiane auftreten können, wenn eine spezifische Verhaltensweise über Bewegungs- und Haltungsformen der

Umwelt gegenüber ausgedrückt werden soll. Stets ergab sich dabei eine von den Chinesen bereits festgelegte, sinngemäße Koppelung von Arm- und Bein-Meridianen.

Bei einigen dieser Ausdrucksformen, die mit Hinwendung auf die Umwelt verbunden waren, stellte sich ein Fließ- und Wärmegefühl im Verlauf der Meridianlinien ein. Gleichzeitig veränderte sich die Atmung in ganz besonderer Weise. Sie wurde in den Rumpfgebieten intensiver, auf die der Organname des jeweiligen Meridians hinwies. Bei anderen Ausdrucksformen kehrten sich die angenehmen Gefühle ins Gegenteil um, und zwar dann, wenn sie eine Kontakt-Verneinung zum Inhalt hatten. So konnte ich im Laufe der Zeit zwischen Evolutions- und Involutionsformen unterscheiden, die beide eindeutig und reproduzierbar Zusammenhänge zwischen Meridianverlauf, Verhaltensthema, Muskelfunktion und Atemveränderung erkennen lassen.“ [4]

Voraussetzung der Kei ra ku ist also Umweltbezug, und es zeigt sich auch da wieder das untrennbare Zusammenwirken von Umwelt-Psyche-Soma: Eindeutige Haltungs- und Bewegungsformen – eindeutig, weil nur in ihnen der Dehnungs- und Bewegungsfluß entlang der Meridianlinie durchlaufen kann – sind mit ebenso unverwechselbaren Verhaltensweisen verknüpft. Die Zuwendungs- oder Evolutionsformen entsprechen ganz bestimmten Entwicklungsstufen, die im Idealfall chronologisch während den ihnen zugehörigen Lebensphasen dominant gelebt werden, der je nächsten Stufe immanent sind und beim eutonen Menschen im Integral zusammenwirken. Sie sind Wegweiser für die Therapie, in welcher Verkümmertes, Nicht-Gelebtes gefördert, nachgeholt wird, um die der Entwicklungsstufe entsprechende Ausgewogenheit (wieder) herzustellen. Die Abwehr- oder Involutionsformen der kontaktverneinenden Kei ra ku sind statt durch Dehnung der Meridianlinie durch deren Kontraktion gekennzeichnet und entsprechen pathologischen Verhaltensweisen.

Auf die Haltungs- und Bewegungsformen und die Verhaltensweisen der einzelnen Kei ra ku muß hier nicht eingegangen werden, das geschieht in anderen Beiträgen, zu denen diese Ausführungen ebenso wie die Übersichtstafeln zu den Evolutionsformen der Kei ra ku und der Sondermeridiane eine kurze Einführung geben. Daß nur die Evolutionsformen abgebildet werden, hat seinen guten Grund. Es ist Ausdruck ganzheitlichen Denkens, daß *Volkmar Glaser* sich in seiner ganzen Arbeit am Natürlichen, Gesunden, ja Idealen orientiert. Es sind die Intentionsbewegungen und sind die Evolutionsformen primär bedeutend, die pathologischen Involutionsformen interessieren nur sekundär.

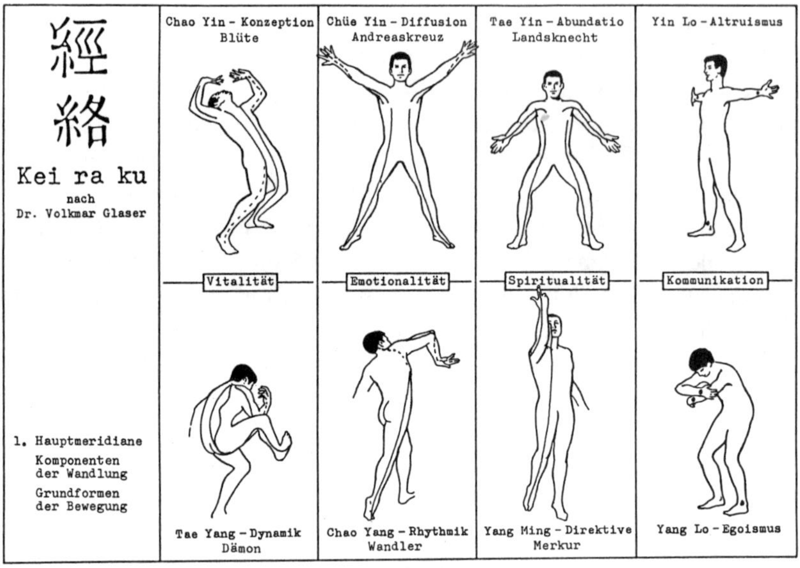
經絡
Kei ra ku
nach
Dr. Volkmar Glaser
1. Hauptmeridiane
Komponenten der Wandlung
Grundformen der Bewegung
Chao Yin - Konzeption
Blüte
Chüe Yin - Diffusion
Andreaskreuz
Tae Yin - Abundatio
Landsknecht
Yin Lo - Altruismus
Vitalität
Emotionalität
Spiritualität
Kommunikation
Tae Yang - Dynamik
Dämon
Chao Yang - Rhythmik
Wandler
Yang Ming - Direktive
Merkur
Yang Lo - Egoismus

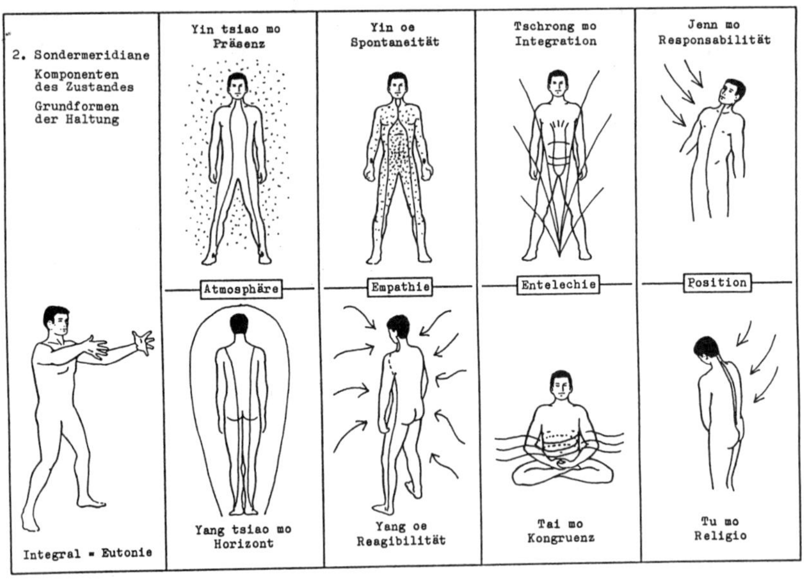
2. Sondermeridiane
Komponenten des Zustandes
Grundformen der Haltung
Integral = Eutonie
Yin tsiao mo
Präsenz
Yin oe
Spontaneität
Tschrong mo
Integration
Jenn mo
Responsabilität
Atmosphäre
Empathie
Entelechie
Position
Yang tsiao mo
Horizont
Yang oe
Reagibilität
Tai mo
Kongruenz
Tu mo
Religio

Trennung und Gemeinschaft

Oberbegriff der Psychotonik und der Kei ra ku ist die unabdingbare Verbindung von Bewegung und Umweltbezug, ist mithin Beziehung, Begegnung, Kommunikation. Diese Verbundenheit ist nicht nur das Zentrale in der Psychotonik, sondern wie weiter oben dargelegt auch des ‚Neuen Bewußtseins'. Ist Reaktion auf unser alles zerteilendes, in kleinste Bestandteile zerlegendes, analysierendes, naturwissenschaftliches Weltbild. Ist es nur Reaktion, ist es nur Antithese, nur neues gegen altes Weltbild, Ost gegen West? Oder ist es mehr? Ist es über Jahrtausende und Kulturen gültiges Allgemeingut? Nur eben jetzt und eben hier in den Hintergrund des Bewußtseins gerückt?

Es ist faszinierend, Geistesgeschichte und Anthropologie daraufhin zu lesen, wie sich wellenförmig Zeiten des Individuums und der Gemeinschaft, des Zerteilens und Vereinens ablösten und nach ihrem Gegenpol verlangten. So wie sich das ‚Neue Bewußtsein' in den Köpfen der Philosophen seit dem ausgehenden 18. Jahrhundert vorbereitet hat, wurde der Boden für das uns bestimmende naturwissenschaftliche, reduktionistische Weltbild von Aufklärung und Industrieller Revolution seit der Renaissance geebnet. „Es erwacht eine objektive Betrachtung und Behandlung des Staates und der sämtlichen Dinge dieser Welt überhaupt; daneben aber erhebt sich mit voller Macht das Subjektive; der Mensch wird geistiges Individuum und erkennt sich als solches." *(Jakob Burckhardt)*

Das war damals ‚Neues Bewußtsein' und Reaktion auf das vorherrschende Weltbild des Mittelalters, da der Mensch sich nur erkannte „als Rasse, Volk, Partei, Korporation oder sonst in irgendeiner Form des Allgemeinen" *(Jakob Burckhardt).* Den Römern war die ‚gens' das eigentliche Lebewesen, von dem der Einzelne nur ein Glied bildete. Auch dieses Weltbild hatte sich zuvor durchsetzen müssen. An seinem Anfang stehen *Platon* und *Aristoteles,* die entgegen dem übermäßig individualistischen Trend ihrer Zeit den Menschen als ein „gemeinschaftbildendes und in Gemeinschaft lebendes Wesen" definierten. In diese Tradition gehören Menschenbild und Nächstenliebegebot des Neuen Testamentes.

Wir könnten weiter zurückgehen in der Geschichte, könnten andere Kulturen betrachten und würden mit Sicherheit Gleiches feststellen. Und es würde sich dabei wohl bestätigen, daß Zeiten der Gemeinschaft und Ganzheitlichkeit mengenmäßig überwiegen. Den größten Teil ihrer Existenz hat die Spezies Mensch ohnehin notgedrungen so gelebt: 99% der Menschheitsgeschichte, da sie als Jäger und Sammler in einer wenig besiedelten Welt sowohl das Überleben des Einzelnen als auch jenes der Art nur durch gegenseitige Hilfe sichern konnte. Es zeigt sich also nicht nur ontogenetisch, sondern geistes- und evolutionsgeschichtlich, daß in Beziehung leben nicht nur eine mögliche, sondern die natürliche Lebensform des Menschen ist.

Welche Bedeutung haben da Zeiten des Individuums und des Zerteilens? Zunächst wird auch in ihnen der Mensch nicht ganz aus seinem Bezogensein gelöst: Individualisierung, Differenzierung sind an sich nicht kontaktverneinend. Unterscheidung lebt im Gegenteil ebenso wie Auseinandersetzung von der Beziehung. Es ist aber eine Frage der Verhältnismäßigkeit – *Platon* und *Aristoteles* wandten sich gegen den *übermäßig* individualistischen Trend ihrer Zeit.

In den Kei ra ku ist der Ming Yang oder Merkur unterscheidender und entscheidender, also wegweisender Intellekt, und es ist der Tae Yang oder Dämon Bewahrer des Eigenen und also Abgrenzer und gleichzeitig In-Gang-Bringer. Es gehören Trennen und Voranbringen (neben Befruchten und Wachstum) eigentümlicherweise zusammen: Zur Entwicklung seiner Eigenständigkeit muß sich das Kind von der Mutter lösen, durch Trennung wird dieser Entwicklungsschritt eingeleitet. Hochkulturen entstanden nicht in der Jäger- und Sammlerepoche, sondern ihre Anfänge fallen mit den Städtegründungen zusammen, die Ausdruck von Abgrenzung und Auseinandersetzung sind. Durch Teilen des Urschlamms oder Abtrennen von Wasser wird die Erde geschaffen und so die Schöpfung erst ermöglicht.

Die ersten, welche die Unterscheidung ins abendländische Denken einführten, waren die Pythagoräer, indem sie dem unbestimmten, gestaltlosen Stoff die bestimmte Gestalt, die Form oder Zahl entgegensetzten. Sie haben aber sogleich diese Trennung in ihrer Harmonielehre überbrückt: „Die Weisen lehren, daß Himmel und Erde, Götter und Menschen Gemeinschaft zusammenhält und Freundschaft und Ordnung und Maß und Gerechtigkeit, und darum nennen sie das alles Kosmos."

Dieses aus der Trennung resultierende Streben des Menschen nach Gemeinschaft wird von verschiedenen Schöpfungsmythen belegt:

Nach einem von *Platon* überlieferten uralten Mythos waren die Menschen als Mann-und-Frau eins und besaßen dadurch große Macht, die sie wohl gegen die Götter mißbrauchten, denn diese trennten sie zur Strafe. Einzeln als Mann und Frau sind sie seither nur Hälften und müssen sich immer und überall suchen, um wieder ein Ganzes zu werden. Und der Gott des Alten Testamentes schuf Eva nicht neu, sondern aus der Rippe des Mannes, damit der Wunsch, die Trennung rückgängig zu machen, (wieder) zusammenzukommen, dem Menschen beigegeben sei. „*Ein* Mensch ist *kein* Mensch.“ *(Kurt Marti)*

Der geistesgeschichtliche Rückblick, die Schöpfungsmythen und die Lehre der Pythagoräer zeigen dreierlei: Erstens entsteht Gemeinschaft, das Bedürfnis nach Zusammengehörigkeit aus der Trennung, dem Bewußtsein des Getrenntseins und niemals aus sich selbst und entwickelt sich gleichzeitig notwendig aus diesem Mangel, muß sich daraus entwickeln. Wie sich auch *Volkmar Glaser* um diese Phänomene bemühte, weil sie ihm nicht selbstverständlich waren, im Gegensatz zu seinem Lehrer *Johann Ludwig Schmitt*, der sie lebte, ohne sich um sie zu kümmern. „Stückwerk ist der Antrieb, ewig zu vereinen.“ *(Maria Erlenberger)*

Zweitens ist Einswerden mit Seinesgleichen, Austauschen, Einordnen und also auch Vernetzung wieder nur ein Teilaspekt von Beziehung und entspricht dem Chüe Yin, dem Andreaskreuz, das auf den Tae Yang, den Dämon folgt, das aber in seiner Dominanz und ohne das Gegengewicht der anderen Kei ra ku zur Gleichschaltung und Verschmelzung führen würde. Eutonie aber „als Verhaltensmuster des Wohlbefindens, vereinigt die unterschiedlichsten Entwicklungstendenzen in harmonischer Ausgeglichenheit.“ [3]

Und drittens müssen wir die am Anfang dieses Absatzes gestellte Frage nun eindeutig bejahen. Es sind Ganzheitlichkeit, Vernetzung, es sind Beziehung, Gemeinschaft über die Jahrtausende und die Kulturen gültiges Allgemeingut. Es ist also Transsensus zwar nichts Neues oder neu zu Erlernendes, aber es mußte das Selbstverständliche in unserer Zeit wiedergefunden und als Möglichkeit bewußt gemacht werden, „um diese in jedem Menschen vorhandenen Anlagen zur freien Entfaltung zu bringen.“ [3]

Anmerkungen

1. *Glaser, V.:* Die Bedeutung der Variation im Ablauf der Atembewegungen. Grundlagen der Pneumographie und experimentelle Untersuchungen über die Ausformung der Atemphasen. Dissertation München 1945/1948 (fertiggestellt 1937 und aus zeitgeschichtlichen Gründen erst nach dem Krieg erschienen).
2. *Glaser, V.:* Sinnvolles Atmen. Berlin, 1957.
3. *Glaser, V.:* Eutonie. Das Verhaltensmuster des menschlichen Wohlbefindens. Lehr- und Übungsbuch für Psychotonik. Heidelberg, 1980.
4. *Glaser, V.:* Reicht unsere heutige Wissenschaft aus, das chinesische Meridian-System zu erklären? Nach einem Vortrag auf der Medizinischen Woche Baden-Baden 1983, Erfahrungsheilkunde acta medica empirica 9, 1984, S. 553ff.
5. *Glaser, V.:* Rehabilitation efferenter Bahnsysteme über taktil-kinetische Stimulation kommunikativer Intentionen. Vortrag. Prag, 1986 (unveröffentlicht).

2 x China – Volkmar Glasers Kei ra ku-Mensch im Lichte der altchinesischen Lehre von den Funktionskreisen

von *Christian Schmincke*

Während die „Verwissenschaftlichung" der therapeutischen Disziplinen weiter fortschreitet, dabei alles Erfahrungswissen Einzelner oder ganzer Schulen eliminierend, soweit es sich nicht über den simplen Leisten anatomischer oder physiologischer Stereotypen schlagen läßt, bleibt uns die unendliche Aufgabe, diese Erfahrungswelt stets aufs neue zu entfalten, ihre systematischen Züge herauszuarbeiten, unsere praktischen Fähigkeiten an ihr zu schulen.

Wenn ich einen Menschen richtig anfasse, werde ich seine Eigenaktivität anregen, er wird meiner gewahr und sich „ausweiten", Kontakt aufnehmen, Atmung und Muskeltonus werden sich verändern.

Muskeln und Gelenke eines lebendigen Menschen haben offensichtlich mit Raum und Beziehung zu tun; die hier geltenden Gesetze lassen sich erschließen, ohne daß Leichen geöffnet, die einzelnen Muskeln identifiziert und lateinisch benannt werden. Das Sichtbare zeigt seine eigene Ordnung, es ist die Ordnung, in der wir leben und uns orientieren.

Adolf Portmann veranschaulicht in seinem Buch „Die Tiergestalt" die beiden möglichen Perspektiven mit dem Bild von der Theaterbühne: Der Naturwissenschaftler sitzt hinter der Bühne, er beobachtet die Funktion der Bühnenmechanik, den Zeitverlauf der Auftritte und Abgänge, das komplizierte System der Beleuchtung. Wir sitzen im Zuschauerraum. Während der Naturwissenschaftler bestimmte Bedingungen des Funktionierens einer Aufführung nennen und analysieren kann, bleibt ihm der Sinn des Stückes, das da gespielt wird, verborgen.

Wer als Künstler oder Pädagoge mit Menschen umgeht, wird vernünftigerweise den Platz im Zuschauerraum einnehmen. Er kann die Qualität oder Fehlerhaftigkeit einer Bewegung nur erfassen, wenn er den intendierten Sinn erfährt. Der Therapeut dagegen muß in beiden Positionen zuhause sein. Natürlich gibt es immer etwas zu reparieren, wo es nützlich ist, Material und Mechanik zu kennen. Andererseits entsteht Krankheit doch meist im Lebensspiel und trägt selbst eine Rolle dazu bei; da wäre es wichtig, daß der Therapeut Dramaturg oder Mitspieler oder mitfühlender Zuschauer ist. Wie könnte er sonst wissen, was Wohlbefinden, Leiden und Tod sind. Die medizinische Wissenschaft überspringt diesen einfachen Sachverhalt, was man etwa am jammervollen Zustand der Orthopädie ablesen kann, die mit Hilfe von Röntgengeräten erkennen will, was Haltungs- und Bewegungsstörungen sind.

Volkmar Glasers Kei ra ku-Lehre und die chinesische Lehre von den Funktionskreisen entstammen einer Erkenntnishaltung, in der, im Bild gesprochen, das Spiel auf der Bühne den Vorrang hat.

Ein Vergleich beider Lehren bietet sich an. Beide Male werden menschliche Verhältnisse in eine Art System gebracht, mit den Meridianen als Schnittstelle.

Hier die Welt des Blinden: Mit dem Rücken sehen, Muskeln und Sehnen als Fühler, Phantomglieder, der haptische Raum als Apriori jeder Kommunikation. – Dort, sehr viel farbenprächtiger, aber auch undeutlicher, über große zeitliche und geographische Entfernung zu uns gekommen, verwirrend in der Fülle und oft scheinbaren Willkür der Zuordnung, die altchinesischen Wandlungsphasen: Qualitäten als Stationen einer einzigen großen zyklischen Bewegung, die Inneres und Äußeres nach dem Maßstab der Ähnlichkeit miteinander verbindet.

Die im folgenden unternommenen Schritte in Richtung auf einen Vergleich der beiden Lehren kommen aus einem Bedürfnis der Praxis: Es geht um eine Klärung der in der therapeutischen Arbeit entstehenden Fragen vor dem Horizont einer phänomenologisch sich verstehenden Humanwissenschaft. Grundlage dieser Arbeit sind die Schriften von *Volkmar Glaser* und *Manfred Porkert*, sowie Seminare und Diskussionen im Kreise ihrer Schüler. Erkenntnismittel ist eine Form des Verstehens, die der absoluten Trennung von Subjekt und Objekt entgehen möchte.

Mimesis, „Nachahmung", haben es die alten Griechen genannt. Entsprechung von Makrokosmos und Mikrokosmos nennt man bei uns die vergleichbare Einstellung des alten China. Erkennen durch Nachahmen, sich in eine Verfassung bringen lassen, die dem draußen gesehenen Vorgang ähnlich ist, Wahrnehmung als Resonanz. Ich schwinge mit und erfahre dabei die Dinge und, aufgrund der mir innewohnenden Trägheit in der Bewegung, die Differenz zwischen den Dingen und mir. Nur so geht Verstehen. Nur so läßt sich das Erfahrene beschreiben. Die äußeren Dinge wären ohne Kraft und Farbe, wenn sie nicht durch die nachahmende Seele hindurchgegangen wären. Die inneren würden blind und taub in der Isolationshaft der Seele vegetieren, wenn sie nicht in die Welt hinausgezogen und in ihrer Eigenart entfaltet würden.

Beethoven soll ein unmöglicher Dirigent gewesen sein: bei zarten oder eng gebündelten Passagen sei er ganz klein geworden, habe sich, das Taktgeben vergessend, ganz hinter seinem Pult verkrochen, um dann, wenn es laut wurde, mächtig anzuwachsen und auf dem Stuhl stehend mit wehenden Haaren und Rockschößen die Einsätze zu geben. – Bei *Freud* liest man: jeder Gedanke sei von Muskelinnervationen begleitet. Denken sei Probehandeln. Wir würden sagen: Denken heißt Sich-Beziehen, und jedes Sich-Beziehen ist von Änderungen im Muskeltonus und in der Atmung begleitet. Doch was heißt „ist begleitet?". Was steht am Anfang? Wie klingt es anders herum: Jedes Denken besteht in einem leiblichen Sich-Beziehen oder Nachahmen von Vorgängen und ist von dementsprechenden Bewußtseinsphänomenen begleitet. – Wir lassen die Frage unentschieden.

Über haptonome Einstellung hat *Volkmar Glaser* sich vielfältig geäußert. Zu ihr gehört eine Wahrnehmungsart, die die Weite einer offenen Landschaft ebenso zum Thema hat wie die Enge einer bedrückenden Situation, die die besondere Tönung der seitlichen Dinge deutlich zu unterscheiden weiß von dem, was vorne oder im Rücken sich abspielt. Diese Unterschiedlichkeit des Raumempfindens, je nachdem von welcher Körperseite aus man seine Fühler ausstreckt, erhält in *Volkmar Glasers* Kei ra ku-Lehre eine weiter differenzierte, systematische Gestalt. Die altchinesischen Doppelmeridiane (japanisch = Kei ra ku), die, sechs an der Zahl, Hände und Füße miteinander verbindend, über Kopf und Rumpf verlaufen, lassen sich in dieser Sicht als Dehnungsverläufe von Muskelketten auffassen. Wenn wir versuchen, durch geeignete Übungen, Haltungen, Bewegungen eine Lösung dieser Muskelketten zu erreichen (was freilich nicht über willentliche Beeinflussung der Muskeln, sondern nur über eine nach außen gerichtete Intention gelingt), so stellt sich (6mal) ein jeweils charakteristisches Raumgefühl ein, das dann weiter zum Kei ra ku-Thema führt. (Diese Zusammenhänge werden in anderen Beiträgen ausführlicher erörtert; wir beschränken uns hier auf das für unseren Gedankengang Unentbehrliche.)

Die Kei ra ku-Thematik ist hinreichend bestimmt durch Bezugsgefühl, leiblichen Ausdruck, Atemform, d.h. der in Aktion befindliche Meridian bringt sein Thema zur Erscheinung, die Gesamtheit der Meridiane ergibt so etwas wie ein vollständiges System der menschlichen Bezugs-, Atmungs- und Bewegungsmöglichkeiten.

Auf der anderen Seite bilden auch die 12 Orbes (Funktionskreise) der chinesischen Medizin ein System, das mehr die innere Energetik des Menschen und ihre Balance zum Inhalt hat. Da nun jedem der 6 Kei ra ku (Doppelmeridiane) 2 Orbes entsprechen, weil das nach chinesischer Auffassung in den Meridianen zirkulierende qi (= Atem, sich entfaltende Aktivität) und hsüeh (= Blut, stofflicher Aspekt der Aktivität), jeweils orbisspezifisch geprägt ist, ergibt sich die Möglichkeit, Korrespondenzen aufzusuchen zwischen Orbis-Thema und Kei ra ku-Thema, wobei die Orbes möglicherweise mehr den inneren, die Kei ra ku mehr den äußeren Aspekt einer Funktion darstellen.

Die Kei ra ku-Thematik erschließt sich als eine den eigenen Leib marginal mit einschließende Raumerfahrung. Die hierzu erforderliche Schulung setzt die Kenntnis der Meridianverläufe voraus und besteht in bestimmten Übungen unter der Anleitung erfahrener Helfer und in der Beobachtung anderer Personen. Wir erlernen in dieser Schulung die Grammatik einer Körpersprache, deren Elemente, auch wenn ihre Ausdeutung und verbale Umschreibung ein beinahe unendliches Arbeits- und Diskussionsfeld bieten, doch den Charakter leiblicher Gewißheit haben. So könnte ihre Kenntnis den Therapeuten, den Regisseur, den Tanzlehrer sehen lernen, was ein gelungener Ausdruck, eine gute Haltung oder Bewegung ist und wo im Falle des Mißlingens das Problem liegt. Die Kei ra ku-Themen haben die Eindeutigkeit, die Gesten haben, sie sind mit Worten nicht zu definieren, sondern immer nur zu umschreiben.

Die Kei ra ku sind das geschlossene und erfahrbare Einfache, von wo aus sich die unübersehbare Mannigfaltigkeit der chinesischen Orbis-Ikonographie erhellen läßt. Orbis-Ikonographie besagt die altchinesische Lehre von den Funktionskreisen und ihren leiblichen und kosmischen Entsprechungen.

Wenn wir die Kei ra ku als Blumen nehmen, so sind die Orbes ganze Blumensträuße, mit jeweils einem charakteristischen Grundton, unter Einschluß freilich auch komplementärer Farbtöne. Die Orbes sind dialektisch strukturiert. Sie sind den Wandlungsphasen, auch als „Elemente" bezeichnet, nachgebildet, charakteristischen Stationen einer großen, polar orientierten Bewegung, die zum Ausgangsort zurückkehrt, wie etwa die Jahreszeiten.

Zunächst möchte ich, sozusagen auf der makrokosmischen Stufe, den Inhalt der Wandlungsphasen skizzieren:

1. HOLZ – Frühling. Der Donner weckt die Natur, die Knospen brechen auf, der Bambus schießt aus dem Erdreich; aber: der alles Verbindende, der Sanfte, der Wind macht, daß das Austreiben fruchtbar wird. Grün überall.
2. FEUER – Sommer. Blühen, Duft, die Gluthitze verschmilzt alles zu einem riesigen Fest, man möchte sich die Kleider vom Leibe

reißen; aber: Feuer ist das Haftende, je rauschender das Fest, um so mehr braucht es die Form, die Blüte.

3. METALL – Herbst. Leise Trauer nach dem Fest, die Blätter fallen, Verschnaufpause, Sammlung; aber: kalte Herbststürme zerstören den Zauber der Natur.

4. WASSER – Winter. Alles im Frost erstarrt, manches für immer, Türen werden verriegelt, Vorräte gehortet; aber: der Überschuß vom vergangenen Jahr drängt schon, ein Keim zeigt sich.

5. Und zwischen allen die ERDE, die mit unendlicher Geduld aufnimmt und weitergibt, sie benetzt alle Wesen, verbindet, gleicht aus.

Gehen wir diesen Kreis noch einmal durch und wenden uns der besonderen Ausprägung dieser fünf Grundcharaktere in der mikrokosmischen Dimension zu:

1. HOLZ: orbis hepaticus et felleus („Leber-Gallenblase"). Zorn, der Wind, die Muskeln und Sehnen. Der Heerführer, Ort der Initiativen und Entschlüsse, das blitzende Auge. Seine Aufgabe ist das Ingangsetzen der Lebenstätigkeit. Sein Laster ist das Ausbrechen aus den dem Ganzen dienenden Bahnen, die chaotische Herrschaft, auch das Einengen, der Krampf. Seine Tugend ist Zurückhaltung, die sanft fließende rhythmische Entfaltung.

2. FEUER: orbis cardialis et intest. tenuis („Herz-Dünndarm"). Der Fürst, von dem richtungsweisender Einfluß ausgeht. Höchste Form der Aktivität ist die Erscheinung. Erscheinung bedeutet immer auch Form. Zum Herzen gehört „Bewußtsein", „Seele". Aufgabe des orbis cardialis ist es, die Vorgänge in ihrer Deutlichkeit zum Erscheinen kommen zu lassen. – Die Leitbahnen für qi und hsüeh sind ihm zugeordnet. Sein Laster ist die ausufernde Aktivität, das Unkoordinierte, die Überhitzung, die Konfusion. Seine Tugend ist die Zurückhaltung, die Form; das Schweigen, das der Rede Gewicht gibt.

3. ERDE: orbis lienalis et stomachi („Milz-Magen"). Denken, Sorgen, Feuchtigkeit, das Fleisch. Nimmt alles auf und gibt es weiter, nährt und gleicht aus. Sitz der erworbenen Konstitution. Sein Laster ist die Überfütterung, Feuchtigkeit, Schleim, alle Kanäle sind verstopft. Seine Tugend: die Durchlässigkeit und die Klarheit, die Unterscheidungsfähigkeit: die Guten ins Töpfchen, die Schlechten ins Kröpfchen.

4. METALL: orbis pulmonalis et intestini crassi („Lunge-Dickdarm"). Aufnahme der Himmelsenergie und Rhythmus. Der Rhythmus bändigt alles. Er bricht die Kraft des selbstherrlichen Augenblicks. Sein Laster: dürre

Zerstörung, Unentschiedenheit. Seine Tugend: Er wandelt den Impuls zur Kommunikation und bringt das Reife zur Ruhe.

5. WASSER: orbis renalis et vesicalis („Niere–Blase"). Angst, Kälte, die Knochen. Das Speichern, Bildung von Reserven. Ort der ererbten und weitervererbten Konstitution. Sein Laster: Erstarrung aller Lebensvorgänge. Seine Tugend: Aufbewahren, ruhiges Vorbereiten des neuen Keimes.

Dem Kenner wird nicht verborgen bleiben, daß sich bei dem Versuch, Keira ku-Lehre und Orbis-Ikonographie zueinander in Beziehung zu setzen, gewisse topologische Probleme ergeben. Unser Schema soll das deutlich machen am sog. ersten Umlauf der Energie. Für die beiden anderen Umläufe gilt entsprechendes.

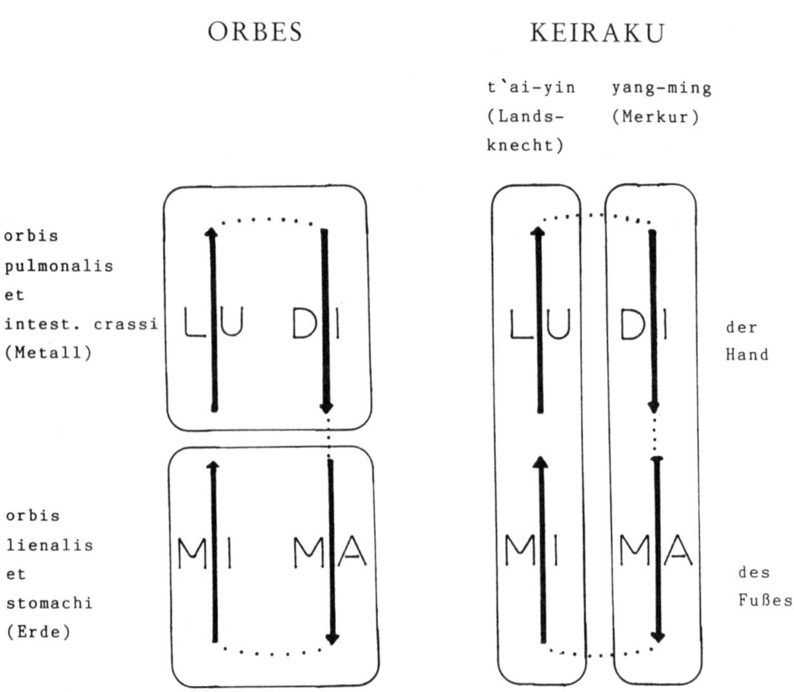

Die vier Meridiane des ersten Umlaufs der Energie mit vertikaler (Keiraku) und horizontaler (orbis) Paarung.

Lu = Lungenmeridian Di = Dickdarmmeridian

Ma = Magenmeridian Mi = Milzmeridian

Die Kei ra ku-Lehre wie auch die japanische Akupunktur-Tradition und ebenso der altchinesische Klassiker Shang Han Lun nehmen die je zwei ineinander übergehenden Yin- oder Yang-Meridiane als Einheit, woraus dann die mit Namen wie „mächtiges Yin“ usw. bezeichneten drei Yin- und drei Yang-„Meridiane“ (= Kei ra ku) resultieren. Die Orbis-Ikonographie dagegen beschreibt 12 Orbes (6 Yin und 6 Yang), wobei allerdings:

1. entsprechend der Fünf-Zahl der Wandlungsphasen nur fünf Yin-Orbes (Speicher-Orbes) allseitig und gleichberechtigt charakterisiert werden;
2. der sechste Yin-Orbis (pericard) aus der Sechser- bzw. Zwölfer-Systematik der Akupunkturlehre herrührt und entsprechend rudimentär beschrieben wird;
3. die sechs Yang-Orbes (Durchgangsorbes) ihren nach der Akupunkturlehre benachbarten Yin-Partnern und deren Wandlungsphase zugeordnet werden und in der Regel nur wenige selbständige Eigenschaften besitzen.

Da die sechs Kei ra ku jeweils ein ganzheitliches Bewegungsmoment des Leibes darstellen, schien es uns nicht ratsam, sie in einen unteren und einen oberen Anteil zu zerlegen. Unsere Gegenüberstellung zeigt also zwei Orbes neben einem Kei ra ku.

KEI RA KU	CHINES. MERIDIAN	ORBES	WANDLUNGS-PHASEN
Blüte	shao-yin	„Herz“	Feuer
		„Niere“	Wasser
Dämon	t'ai-yang	„Dünndarm“	Feuer
		„Blase“	Wasser
Andreaskreuz	chüeh-yin	„Pericard“	–
		„Leber“	Holz
Wandler	shao-yang	„3-Erwärmer“	–
		„Gallenblase“	Holz
Landsknecht	t'ai-yin	„Lunge“	Metall
		„Milz“	Erde
Merkur	yang-ming	„Dickdarm“	Metall
		„Magen“	Erde

Der gegenwärtige Stand unserer Untersuchung verbietet es, in der folgenden Gegenüberstellung mehr als einen exemplarisch gemeinten Anfang zu sehen:

1. steht der Vergleich „Yang-ming“ mit „Merkur“ noch aus, u. a. auch, weil mir der rechte Zugang zu diesem Kei ra ku-Thema bisher fehlt.

2. scheint eine gewisse Willkür in der Auswahl der Entsprechungen vorzuliegen, die zur Charakterisierung der einzelnen Orbes herangezogen wurden. So wurde in manchen Fällen die EMOTIO (Angst-Lust), in anderen die PERFECTIO (Muskeln) als Basis für die vergleichende Gegenüberstellung gewählt, während in letzterem Falle die EMOTIO (Zorn) einige Schwierigkeiten bereitet hätte.

3. Bestimmend für dieses Vorgehen war die Absicht, die thematische Zusammengehörigkeit von Orbis und Kei ra ku herauszuarbeiten. Die weitere Arbeit wird sich mehr um die Unterschiede bemühen müssen, um das Besondere der beiden Bereiche, etwa im Hinblick auf die Unterscheidung Innen-Außen, deutlich werden zu lassen.

SHAO-YIN

„Herz“ – „Niere“
Feuer – Hitze – Lust
Wasser – Kälte – Angst

Lust: intensivster Bewußtseinszustand, wo im Erblicken des Anderen die Sinne schwinden.
Angst: Verbindung mit dem Unbekannten, das unter uns ist.
Natürlich auch hier das Maß:
daß die Lust uns nicht verdampft, Konturlosigkeit des Feuers – daß die Angst uns nicht verschlingt, Konturlosigkeit des Wassers –
Halt gibt es in beidem:
Feuer: das Haftende, zum Herzen gehört die schöne Form,
leiblich: die Leitbahnen.
zur Niere gehören die unzerstörbaren Wurzeln der Herkunft,
leiblich: die Knochen.
Tiefste Schicht der Vitalität, gefährdet erst durch schwere oder lange Krankheit.

BLÜTE

Der schlafende Säugling,
intimste Figur, läßt sich nicht gut als soziales Verhältnis darstellen, zu elementar, geht jedem Sozialen voraus:
Auf dem Rücken liegend, sich dem Untergrund anvertrauen, die Mitte öffnet sich vom Hals bis zum Geschlecht und läßt Licht, von oben kommend durchscheinen auf den Untergrund.
Das Geheimnis.
Empfänglichkeit.

T'AI-YANG

„Dünndarm" – „Blase"
Yang-Aspekt der tiefsten Vitalachse:
Feuer – Hitze – Lust
Wasser – Kälte – Angst

DÄMON

Die der Außenwelt zugewandte Außenseite,
schützt den vitalen Kern,
unermüdlich tätig am Äußeren,
wächst unter Druck,
der strampelnde und greifende Säugling,
Dynamik
die Kraft des Rückens,
der kämpfende Widder,
Platzbehauptung,
negativ: Angst, die einem im Nacken sitzt, den Rücken herunterrieselt.

CHÜEH-YIN

„Leber"
Holz – Wind – Zorn
Wind, das Sanfte, Durchdringende, Verbindende, das Erregende, der Donner,
Muskeln und Sehnen als Funktionselemente der Bewegung.
Weich fließende Bewegung,
wie in einem viskösen Medium, wie wenn die Glieder über Gummifäden miteinander und mit der Umgebung verbunden wären.
Tai-Chi: das Fließende, Langsame und dann ganz plötzlich Explodierende.
Muskeln als Wahrnehmungsorgan.

ANDREASKREUZ

Ich verbinde mich, verschmelze,
durchdringe und werde durchdrungen,
leicht, keine Schwere,
offen, keine Grenzen.
Der sozial Integrierende.

SHAO-Yang

„Gallenblase“
Yang-Aspekt von
Holz – Wind – Zorn

Entschlußkraft,
glatt und flüssig,
verantwortlich für das Fließen,
alles Seitliche,
die Augen.

WANDLER

immer in Bewegung,
immer im Kontakt,
gleitend,
immer woanders hin,
immer vom Gegenwärtigen weg,
veränderungsfreudig,
neugierig,
der Blick aufs nächste Ziel gerichtet.

T'AI-YIN

„Lunge" – „Milz"
Metall – Trockenheit – Trauer
Erde – Feuchtigkeit – Denken
die gewordene Gestalt – das Fleisch
die Haut,
Atmung – Nähren.
Die Trauer bringt uns auf den Boden zurück.
Denken, als Innesein des Vielen, das in der Mitte zum Ausgleich kommt.
Zensor, den eigenen Maßstab für sich zur Geltung bringen.
Das, was mir nicht zuträglich ist, ausscheiden, das, was mir zugehört, aufheben.
Im Aufsteigen der aus der Nahrung gewonnenen Fülle und im Absinken der aus der Atemluft geschöpften Kraft entsteht die Stabilität und Pracht des allseits Genährten.

LANDSKNECHT

Das Stattliche,
das Überfließen,
sich zeigen, wie man geworden ist,
Reichtum,
selbst Maßstab sein,
gleichzeitig Standfestigkeit und überquellende Fülle.

Die vorliegende Synopse von chinesischen Orbes und *Volkmar Glasers* Kei ra ku bringt einen einigermaßen aufregenden Sachverhalt zum Vorschein: Trotz der Herkunftsverschiedenheit beider Ansätze zeigt sich in der detaillierten Durchführung des Vergleiches eine thematische Konvergenz, die in der Sache selbst begründet sein muß.

Die energetische Organisation des Inneren bringt dieselben Gestalten hervor wie der neuromuskulär vermittelte Aufbau des haptischen Raumes.

Man könnte sagen: Die Welt ist das morphogenetische Feld des Menschen, an der Oberfläche seines Leibes versinken die Kraftlinien und setzen sich fort in das gleich gestaltete innere Feld.

Der durch die Meridiane vermittelte Raumbezug der Orbes, dessen soziale Dimension Haupt-Thema, von *Volkmar Glasers* Kei ra ku-Lehre ist, spielt auch im alten China eine große Rolle. Nur daß es hier mehr kosmische, insbesondere Witterungs-Einflüsse sind, die die Weltoffenheit des Menschen ausmachen, auf die er sich einstellen muß, die ihn anregen oder überfordern.

In einer Zeit, in der der Mensch von vornherein als Glied eines sozialen Kontinuums gesehen wurde, konnte und mußte das nicht zum Thema werden, dessen Gefährdung erst der Mensch der Moderne erfahren hat: die leibliche Verbundenheit aller Wesen im Raum.

Literatur

Glaser, V.: Sinnvolles Atmen. Berlin, 1957.

Glaser, V.: Eutonie. Heidelberg, 1980.

Porkert, M.: Die theoretischen Grundlagen der chinesischen Medizin. 2. Auflage. Stuttgart, 1982.

Portmann, A.: Die Tiergestalt. 2. Auflage. Basel, 1960.

Wilhelm, R. (Hrsg.): J Ging. Das Buch der Wandlungen, Düsseldorf, 1956.

Geburtsvorbereitung und Psychotonik

von *Stephanie A. Helbich*

Für die Vorbereitung der werdenden Mutter auf die Geburt sind weithin die Gedanken von *Grantly Dick-Read* bestimmend geworden. Seinem 1950 veröffentlichten Buch „Mutter werden ohne Schmerz“ [1], in dem er sich an die Schwangeren wendet, ging 1933 eine für die Ärzteschaft und die medizinische Forschung bestimmte Veröffentlichung mit dem Titel „Die natürliche Geburt“ voraus.

Dick-Read geht davon aus, daß es keine physiologische Funktion des Körpers gibt, „die im normalen, gesunden Zustand zu Schmerzen führt“.[2] So ist es auch nicht die Absicht der Natur, daß „die Entbindung von Zerreißungen und schädlichen Spannungen begleitet wird“ [3]. Schmerzempfinden bei der Geburt liegt in der Fehlschaltung des Thalamus, der durch Einflüsse im seelischen Bereich eine normale Empfindung zu einem Schmerz umdeutet.

Ohne auf die Entwicklung der *Dick-Read*schen Gedanken im einzelnen einzugehen, mag es genügen festzuhalten, daß der Geburtsschmerz seine Ursache in der Aktivierung des sympathischen Nervensystems durch die Angst hat: „Die Angst bewirkt in der Gebärmutter übermäßige Verkrampfung, diese wiederum Schmerz, der im Thalamus-Bereich des Gehirns richtig als solcher gedeutet wird ... Das Syndrom Angst – Verkrampfung – Schmerz erklärt nicht nur den Ursprung der Schmerzerscheinungen bei der normalen Geburt; es hat auch zu einem einfachen Verfahren zur Vermeidung heftiger Schmerzen geführt, indem durch die Beseitigung der Angst die Verkrampfung herabgesetzt und damit der Schmerz weitgehend vermindert wird.“ [4]

Dieses ‚einfache‘ Verfahren besteht nach *Rudolf Hellmann* darin, einerseits der schwangeren und gebärenden Frau grundlegende Kenntnisse der Geburtsvorgänge zu vermitteln und andererseits Verkrampfung und Schmerz durch Gymnastik, Atem- und Entspannungsübungen zu beseitigen.[5]

In Kursen der Schwangerschaftsgymnastik und Geburtsvorbereitung, die sich dem von *Dick-Read* formulierten Ziel verpflichtet wissen, ist die Information und die Aufklärung über die physiologischen Vorgänge der Geburt unverzichtbarer Bestandteil. Mit solcher Aufklärung und mit seiner Anleitung zu Entspannungsübungen hat *Dick-Read* zweifellos unzähligen Frauen den Geburtsvorgang erleichtert und ihnen zu einem positiven Geburtserlebnis verholfen.

Trotzdem erscheint es lohnend, nach neuen Wegen zu suchen, die aus dem Teufelskreis Angst – Verkrampfung – Schmerz herausführen, die vor allem die Erfahrung berücksichtigen, daß jede Rückwendung auf die eigenen leiblichen Vorgänge zu muskulärer Verspannung führt und gleichzeitig die Schmerzempfindung stärkt. Ein solcher Weg läßt sich m. E. mit Hilfe der von *Volkmar Glaser* entwickelten Psychotonik und der daraus abgeleiteten psychotonischen Arbeit beschreiten, welcher gerade der umgekehrte Zusammenhang, nämlich Hinwendung auf Umwelt und muskuläre Lösung, zugrundeliegt.[6] Im Blick auf die Geburtsvorbereitung erscheint es also zutreffend, die Erkenntnis: „Entspannte Frau, entspannter Muttermund"[7] auf die Eutonie zu übertragen.

Im folgenden soll kurz beschrieben werden, wie unter Anwendung psychotonischer Prinzipien die Ausweitung der körperlichen Fühlssphäre zur Schmerzlinderung bzw. zu einer besseren Ertragbarkeit des Schmerzes bei der Geburt (Wehen) führen kann.

Die neurophysiologische Wirkungsweise des Transsensusphänomens wurde an anderer Stelle dargestellt.[6] Hier sei nur soviel zur Erinnerung und als Grundlage wiederholt: Das Lösungsgefühl tritt nur ein, wenn zuvor der gesamte Muskeltonus auf eine Mittellage angehoben wurde, von dem aus dann die Bewegung im Sinne eines Obtentus, also einer aktiven Dehnung oder eben Lösung durch Alpha-Hemmung gelöst, statt von der Null-Lage aus kontrahiert wird. Diese mittlere Tonisierung oder Bereitschaftshaltung wird nur dadurch erreicht, daß sich der Mensch auf seine Umwelt bezieht. Voraussetzung für Lösung und also Schmerzminderung ist demnach die Fähigkeit, sich auf etwas außer sich beziehen zu können.

Wenn also ein solches Bezugsgefühl aufgebaut werden kann, wird die gesamte Muskulatur elastischer sein, es können die Wehen von Anfang an als weniger heftig empfunden werden und der Teufelskreis Schmerz – Angst – Verkrampfung – Schmerz kann durchbrochen werden, wenn es gelingt, auch während der Wehen dieses Bezugsgefühl aufrecht zu erhalten.

Für die Schwangerschaftsvorbereitung bedeutet das, die Phänomene des Kontaktes nachvollziehbar und wiederholbar zu machen, d. h. daß die Mutter lernt, selbständig ein Bezugsfeld aufzubauen und ein Gefühl der Gemeinsamkeit entstehen zu lassen, was sich gegenseitig bedingt und aufeinander zurückwirkt. Zum Erlernen, wie man Kontakt nach außen aufbaut, ist der Umgang mit dem eigenen Körperschema und dessen Ausweitung auf Dinge und Menschen sinnvoll. Es ist daher naheliegend, daß partnerschaftlichem Erleben von Schwangerschaft und Geburt große Bedeutung zukommt. Dieses partnerschaftliche Erleben geht weit über den von *Dick-Read* gegebenen Hinweis hinaus: „Die Teilnahme an den Entspannungsübungen kann auch für den Ehemann wertvoll sein."[8] Die Rolle des Ehemanns bei Geburtsvorbereitung und Geburt kann im psychotonischen Konzept nicht hoch genug angesetzt werden.

Für Kurse in Schwangerschaftsgymnastik und Geburtsvorbereitung hat das zur Folge, daß kontaktendes Verhalten, mit dem der Mensch durch Intention auf die Umwelt oder den Partner ganzheitlich tonisiert wird, besonders in Paarkursen erfahrbar gemacht werden kann. Solche Kurse bieten in besonderer Weise die Chance, die Rückwendung auf eigene leibliche Vorgänge gering zu halten. Die Schwangere kann lernen, sich in noch wehenlosem Zustand auf den Partner kontaktend zu beziehen, damit während der Wehe diese gefühlsmäßige Ausweitung aufgerufen werden kann. So wird die Fähigkeit angebahnt, zu einer muskulären Lösung zu kommen und den oben beschriebenen ‚Teufelskreis' zu durchbrechen.

Ein anderer Gesichtspunkt kommt hinzu: Zum Erleben der Schwangerschaft gehört auch das intensive Kontaktverhalten zu dem noch ungeborenen Lebewesen im Leib der Mutter. Durch einen gefühlsmäßigen und taktilen Kontakt verändert sich die Muskelspannung im ganzen Menschen, und damit auch im Bauch- und Beckenbereich; dem Kind wird nicht nur psychisch das Gefühl von Angenommensein und damit Sicherheit vermittelt, sondern dies hat auch physische Auswirkungen: Das Kind hat mehr Platz und mehr Möglichkeit, sich zu bewegen.

Im Geburtsablauf sollten die Eltern, die sich in einer psychoprophylaktischen Geburtsvorbereitung den Ablauf einer Geburt verinnerlicht haben, in den Phasen des Geburtsgeschehens nicht das Kontakt-Verhalten verlieren. Hier liegt die Aufgabe des Vaters, der sich auch während der Schwangerschaft ebenso wie die Mutter im liebevollen, erspürenden Kontakt geübt hat, darin, die Gebärende immer wieder aufzufordern, kontaktendes Verhalten aufzubauen, wie es in den Kursstunden zuvor eingeübt wurde.

Anhand von drei konkreten Übungsbeispielen möchte ich andeuten, in welcher Weise partnerbezogene Schwangerschaftsgymnastik und Geburtsvorbereitung durch die Lehre von *Volkmar Glaser* verändert werden kann. Ich habe drei Beispiele aus der allgemeinen Schwangerschaftsgymnastik/Geburtsvorbereitung gewählt. Es wird dadurch deutlich, daß es weniger um andere Übungen als vor allem um eine andere Einstellung geht. Zu Vergleichszwecken habe ich kürzlich verschiedenen Gruppen die beiden Varianten angeboten. Zunächst die Beispiele, wie sie üblicherweise angesagt werden:

1. Beispiel:

Eine Gruppe von Schwangeren sitzt bequem am Boden mit gegrätschten Beinen. Alle lehnen sich mit dem Rücken bequem an die Wand. Die Partner knien vor den Frauen und sollen mit ihren Händen die Innenseite der Oberschenkel ihrer Partnerin ausstreichen, um eine Lockerung der Aduktoren und des Beckenbodens zu erreichen. Dies ist die einzige Anweisung. (Diese Übung ist auch später während der Wehentätigkeit anzuwenden.)

Als kurze Situationsbeschreibung ist festzuhalten: Die Frauen sind meist verkrampft, verlegen, bewußt auf Atmung konzentriert, was bei einigen zu Schwindel, zu neuer Verunsicherung führt. Die Männer sind teilweise ebenfalls verunsichert, verlegen, machen Witze. Sie sind in ihren Bewegungen hastig und zu flüchtig.

Auf meine Frage im Nachgespräch: „Wie erging es Ihnen? Konnten Sie entspannen?“ wird ausweichend geantwortet, Kritik an der sitzenden Haltung geäußert: Die Grätsche sei zu groß gewesen.

2. Beispiel

Die Frauen der gleichen Gruppe liegen am Boden. Der Partner soll nun nacheinander die Beine, die Arme, dann den Kopf seiner Partnerin „bewegen“, d. h. er soll ein Bein in seine Hände legen und dieses führen. Dabei soll er beobachten: Finden sich Widerstände, Verspannungen, läßt die Partnerin alles mit sich machen? Entsprechende Übungen folgen dann mit anderen Körperteilen.

Es erfolgt sonst keine Anweisung mehr, auch nicht an die Frau. Das Ziel ist, eine totale Entspannung zu erreichen. Während der Wehentätigkeit soll der Mann diese Übung als Kontrolle anwenden.

Situationsbeschreibung: Die Frauen liegen sehr erwartungsvoll da. Ein Paar hat die Rollen vertauscht, der Mann liegt, die Frau „bewegt“ ihn. Die Partner stürzen sich begeistert in die Arbeit, merken aber bald, daß das „Bewegen“ nicht so einfach ist.

Bei der Frage im Nachgespräch: „Wie erging es Ihnen mit dieser Übung?“ kommt heraus, daß die Liegenden große Schwierigkeiten hatten, sich „bewegen“ zu lassen: „Entweder man führt, oder man macht Widerstand.“ „Das Bein wirklich zu überlassen, gelingt selten.“ Der Mann, der als einziger gelegen hat, sitzt ganz unglücklich da. Er sei jetzt ganz schlaff, völlig unfähig, seine Arme zu bewegen. Dieses Paar hatte während der Übung verbal Schwierigkeiten ausgetauscht: „Sei nicht so steif; schau doch mal, wie verspannt Du bist; laß doch mal locker usw.“

3. Beispiel:

In dieser „Berührungsentspannung" soll die werdende Mutter sich bequem im Sitzen an die Wand lehnen oder hinlegen. Der Mann kniet neben ihr, um seine Partnerin zu beobachten. Nimmt er wahr, daß die Frau irgendwo verspannt, angespannt ist, soll er seine Hand an die entsprechende Stelle legen, z. B. auf die gerunzelte Stirn, und dadurch eine Lockerung, Entspannung bewirken.

Mir fällt auf, daß die Berührung durch die Männer relativ unbeteiligt ist, daß die Frauen sich mit der Hand des Partners nicht wohl fühlen, die sie plötzlich berührt. Die Männer, die die Hand auflegen, ohne sehen zu können, ob überhaupt eine Verspannung vorliegt, halten sich an das von mir vorgegebene Beispiel.

Auf die Frage, ob die Frauen, als die Hand aufgelegt wurde, sich entspannen konnten, wird flüchtig, ausweichend mit „Ja, ja" geantwortet.

Ich möchte mit diesen Beispielen keine Kritik an irgendeiner Methode üben, noch jemandem nachsagen, was er macht, sei falsch. Ich denke nur, um die gesteckten Ziele zu erreichen, sind die Übungen und Anweisungen nicht vollständig. Es geht mir darum, mit Hilfe dieser drei Beispiele die konkrete Umsetzung der oben beschriebenen psychotonischen Prinzipien zu verdeutlichen.

Für mich als Gruppenleiterin ist es nötig, die Situation, in der sich die Männer und die Frauen befinden, empathisch mitzuerleben. Im einfühlenden Mitleben kann ich spüren, wo Hemmungen sind, wo etwas überspielt wird usw. Ich muß mir die aktuelle Situation der Gruppenmitglieder vor mein inneres Auge stellen: Die Frau als werdende Mutter – ihr gegenüber der zukünftige Vater, der bei der Geburt mithelfen will. Im Herumgehen kann ich den Muskeltonus aufnehmen, wenn ich Haltungen korrigiere, und auch die Atemvariationen. Ich kann die Kontaktaufnahme beobachten, Schwierigkeiten beim Anfassen und Angefaßtwerden.

Meine Anweisungen müssen klar sein, Ziel und Zweck der anstehenden Übung verdeutlichen, daß jeder sich darauf so gut wie möglich einstellen kann.

Den Anweisungen muß zu entnehmen sein, daß es um das ganzheitliche Beziehen aufeinander geht. Wenn der Partner die Hände auflegt, soll er erst einmal versuchen zu spüren, wo seine Hand liegt und nicht nur verbal, sondern einstellungsmäßig nachfragen: „Spürst Du mich, merkst Du, daß ich Dich meine? Kannst Du fühlen, daß ich bei Dir bin, nicht beim Abendessen, nicht bei der Nachbarin? Mein ganzes Interesse gilt Dir!"

Für die Partnerin heißt das, daß sie im Transsensus über sich hinausspürt hin zum Partner: „Ja, ich spüre Dich, ich fühle Deine Hand, ich fühle mich gemeint von Dir."

Ein nächstes Ziel ist, sich gegenseitig zu bestätigen ohne verbale Aussagen. Unter der Hand ist zu spüren, wie sich der Muskeltonus verändert, Weichheit oder Härte, Schlaffheit oder Elastizität, und es kann daraus geschlossen werden, ob das Gefühl angenehm oder unangenehm ist. Durch gegenseitiges Wirken aufeinander verändert sich der Muskeltonus. Entsteht bei beiden eine Ausweitung des Körperschemas und ein Gefühl der Gemeinsamkeit, verändert sich der Muskeltonus in Richtung Lösung, Elastizität, der Atem wird schwingend, und die Atemkurve nähert sich der Sinuswelle. Es entsteht ein Gefühl der Gelassenheit.

Ich wende mich nochmal dem ersten Beispiel zu: Die schwangeren Frauen sitzen mit gegrätschten Beinen am Boden, die Partner vor ihnen, um die Innenseiten der Oberschenkel der Frau auszustreichen. Die gleiche Übung habe ich einer anderen Gruppe von Schwangeren angeboten mit einer anderen Anweisung: Die Frauen sollen sich in bequemer Stellung halb liegend an die Wand lehnen, die Beine etwa 20 cm weit gegrätscht auf Hüftbreite. Die Kniekehlen werden durch ein Kissen unterstützt. Der Mann kniet davor und legt seine Hände auf die Innenseiten der Knie.

Ansage an den Mann: „Versuchen Sie zu spüren: Wie ist der Stoff unter Ihrer Hand, wie fühlt sich das Muskelgewebe unter dem Stoff an? Ist das Bein warm, kalt, weich, fest?"

Ansage an sie: „Schließen Sie die Augen! Versuchen Sie, die Hände zu spüren! Wie sind sie? Groß, klein, kalt, warm, schwer, leicht? Sind alle Finger zu spüren oder nur der Handteller? Können Sie von dem Menschen, der Sie anfaßt, etwas wahrnehmen? Ist er nahe bei Ihnen, kniet er, sitzt er? usw."

Dann frage ich den Partner: „Was ist zu spüren unter der Hand? Hat sich die Haltung der Liegenden verändert? ..."

Die Spannung der Gruppe legt sich deutlich sichtbar, die Stimmung ist gelöster, und nun kann ich das Ausstreichen der Oberschenkel ansagen, immer wieder auffordernd, den aufgebauten Kontakt nicht zu verlieren.

Obwohl bei dieser Übung nur die Oberschenkel angefaßt werden, entsteht eine generalisierte Muskelveränderung, da das Gamma-Nerven-System ganzheitlich angesprochen wird.

Im zweiten Beispiel ist es ebenso wichtig, die erlernten kontaktenden Verhaltensweisen wieder abzurufen: Im Nachspüren (Poststimulation): Wie habe ich mich in der vorausgegangenen Übung gefühlt, kann erinnert werden, daß es um die gefühlsmäßige Hinwendung zum anderen geht und darum, diese nicht zu verlieren, sie bestätigt zu bekommen durch die Leibreaktion.

So kann auch bei der zweiten Übung deutlich werden, daß erst dann ein gemeinsames Bewegen möglich ist, wenn die Liegende über sich hinausspürt, also etwa mit der Hilfe: „Von wo aus werde ich bewegt, wo befindet sich der Drehpunkt der Bewegung?" Und auch der, welcher bewegt, sich auf die Partnerin bezieht, sich vergegenwärtigt, welche Stelle er bewegen will, bis in welches Gelenk seine Bewegung wirken soll. Es sind beides nur Hilfskonstruktionen, denn eigentlich soll ja wieder der ganze Mensch gemeint und bewegt werden, aber über diese Zwischenstationen kann in vielen Fällen leichter dahin gefunden werden.

An dem Paar, dessen verbalen Austausch während der Übung ich oben beschrieben habe, wird deutlich, daß in der Haltung: „Nun mach Du mal mit mir!" keine Tonisierung stattfindet, sondern ein In-sich-hineinsacken. Die Partner sollen sich nicht gegenseitig darauf hinweisen, wie sie sind, sondern sich zum Hin-Spüren veranlassen: „Fühlst Du mich, wie fasse ich Dich an, wo bin ich?" usw.

An dem gegensätzlichen Erleben der Übung wird auch deutlich, daß nicht Entspannung gleich Erschlaffung gefragt ist, sondern daß es darum geht, eine Wohlspannung zu erzeugen, die vitalisiert und tonisiert, die aufleben läßt, und damit nicht nur körperliches, sondern auch seelisches Wohlbefinden hervorruft.

Auch im dritten Beispiel kann auf kontaktendes Verhalten hingewiesen und in Poststimulation das Gefühl des Sich-Entgegendehnens abgerufen werden. Meine Ansage muß diesen Vorgang erleichtern helfen.

Vielleicht hilft es den Männern, wenn sie sich zuerst selbst erinnern: Welche Körperpartien spanne ich in einer Angstsituation selbst an? In einem Vorgespräch kann darüber geredet werden: Der Unterkiefer ist angespannt, weil ich die Zähne zusammenbeiße, die Hände sind zu Fäusten geballt, die Knie sind zusammengepreßt usw.

Wenn dann die Ansage kommt, daß der Partner eine Hand auf angespannte Körperpartien seiner Partnerin legen soll, sind Hemmungen abgebaut, weil er eigene Leibreaktionen erinnert. Beide können sich zueinander hinwenden und über sich hinaus spüren, im Gemeinsamen den anderen wahrnehmen und dadurch Lösung einzelner Muskelgruppen erzielen.

Meine Ansage entspricht der in den vorangegangenen Beispielen: „Was nehme ich (als Partner) unter meinen Händen wahr? Was kann ich (als Partnerin) von der Hand, die aufliegt, wahrnehmen?"

Ich hoffe, daß ich anhand der Beispiele deutlich machen konnte, wie wichtig es im Blick auf eine angstfreiere Geburt ist, sich auf die Außenwelt zu beziehen und nicht im Schmerzempfinden gramvoll in sich selbst zu versinken. Durch den Kontakt nach außen, zur Umwelt, zu den anderen, entsteht eine Lösung der Muskulatur und eine entspannte Atmung. Dadurch kann es gelingen, zu einem positiven Geburtserlebnis zu gelangen.

Anmerkungen

1. *Dick-Read, G.:* Mutterwerden ohne Schmerz. 10. Aufl., Hamburg 1961. (Wörtlich übersetzt müßte der Titel lauten: Mutterwerden ohne Angst.)
2. A.a.O., S. 29.
3. A.a.O., S. 31.
4. A.a.O., S. 37.
5. A.a.O., S. 266 (Nachwort von *Rudolf Hellmann*).
6. *Glaser, V.:* Eutonie. Das Verhaltensmuster des menschlichen Wohlbefindens. 2. Aufl., Heidelberg 1981.
7. A.a.O., S. 170.
8. A.a.O., S. 237.

Psychotonik und Geburtshilfe – Erfahrungen einer Hebamme

von *Heidi Furrer*

Der Beruf der Hebamme scheint mir für die psychotonische Arbeit und Atemmassage geradezu prädestiniert zu sein. Nicht nur Behandlungen während der eigentlichen Wehenverarbeitung, sondern auch bereits als Vorbereitung in der Schwangerschaft, werden von den Frauen als kräftigend und also wohltuend empfunden. Daraus ergibt sich für Hebammen ein großer Wirkungskreis.

Daß Anfassen nicht gleich Anfassen ist, bemerken auch Mitarbeiterinnen von mir, die sich auch sehr bemühen, den Frauen zu einem positiven Geburtserlebnis zu verhelfen. Es genügt eben nicht, eine Technik als solche zu übernehmen, der Mensch muß einbezogen und gemeint sein.

Bevor ich zur Psychotonik stieß, investierte auch ich viel Kraft zum Stützen der Kreuzgegend, der Stelle, wo die gebärenden Frauen in der Regel ihre Wehen verspüren. Seit ich die Frauen als ganze Menschen meinend und sie induzierend, sich auf mich zu beziehen, anfasse, kann ich viel weniger Kraft einsetzen. Am meisten staune ich, daß seither die Gebärenden nicht mehr nach kraftvollerer Massage verlangen. Dieses Anliegen war mir früher nicht unbekannt.

Ich habe immer wieder erfahren, daß Hinwendung, Bezogensein, Verbundenheit und Miteinander, alles unter dem Begriff ‚Transsensus', eine Wirkung im Sinne von Tonisierung, also von Vitalität und Geschmeidigkeit herbeiführen kann, deren sich Frauen lange nach der Geburt ihres Kindes noch erinnern. Dazu ein Beispiel:

Auf dem Gebärbett liegt eine Frau mit starken Wehen und schneller, oberflächlicher Atmung. Ihr Partner sitzt daneben und versucht, sie mit Worten aufzumuntern und in ihrer Wehenverarbeitung zu unterstützen. Er versucht auch, ihr durch Berührungen zu zeigen, daß er motiviert ist, die langen Stunden bis zur Geburt mit ihr gemeinsam durchzustehen. Am Verhalten der Frau ändert sich dennoch nicht viel. Sie ist am ganzen Körper verkrampft. Ich erkenne die Situation und versuche nun, durch Streichungen an Rücken, Gesäß und Beinen, sie taktil zu beruhigen und sie so aus ihrer Verkrampfung zu lösen. Dank meiner Kenntnisse aus der Atemmassage gelingt es mir allmählich, die Gebärende induktiv auf mich zu beziehen, und dadurch wird ihre Muskulatur weicher, ihr Atem, der vorher eher einer Hechelatmung glich, wird ruhiger und verlagert sich in den Bauch- und Beckenraum. Ich fordere sie auch verbal auf, zu meinen Händen hin zu spüren, die ich an ihrer Beckengegend halte. Auf diese Weise ergibt sich zwischen uns bald eine gute Zusammenarbeit.

Ich staune auch immer wieder, wie über eine solche Behandlung Gebärende ansprechbar, empfänglich für Ratschläge und kooperativ der Geburtsarbeit gegenüber werden. Auch da ein Beispiel:

In unserem Krankenhaus mußte ein schwangere Frau hospitalisiert werden wegen vorzeitiger Wehentätigkeit, 14 Wochen vor dem errechneten Termin. Der Arzt verordnete Beruhigungsmittel und wehenhemmende Medikamente. Zwei- bis dreimal pro Woche, manchmal täglich, behandelte ich nun diese Frau. Die ersten zwei Wochen bestanden meine Behandlungen in lockenden Streichungen am Rücken und Durchschwingen von den Füßen her. Als es gelang, daß sich die Frau nicht nur momentan auf mich bezog, sondern einen stabilen Umweltbezug aufbaute, konnten wir es wagen, die Beruhigungsmittel abzusetzen. Unser Ziel war, auch die Wehenhemmer beiseite zu lassen. Dazu und also zur Kräftigung habe ich dann allmählich auch Behandlungen im Anfordern begonnen, zunächst ebenfalls am Rücken. Als dann eine Bauchlage aus anatomischen Gründen nicht mehr möglich war, versuchte ich zuerst in der Seitenlage, später dann auch in Rückenlage meine Atemmassagen zu vollbringen. Eine meiner schönsten Erfahrungen dabei war, daß sich das Kind bei lockenden Streichungen am Bauch jedesmal im Mutterleib lebhaft bewegte. Eine Tatsache, die ich bei jeder weiteren Behandlung glücklich bemerkte.

Es war zwar leider trotz des guten Allgemeinbefindens nicht möglich, auf die Wehenhemmer zu verzichten. Aber diese Frau, die während zehn Wochen nie sicher war, ob ihr Kind als Frühgeburt zur Welt kommen würde, hat dann termingerecht ein gesundes Mädchen geboren. Als bei ihr die eigentlichen Geburtswehen einsetzten, begannen wir unsere Zusammenarbeit wie gewohnt. Die Zeit bis zur Geburt war kurz und verlief sehr harmonisch. Mir kam es vor wie eine Atemmassage, wie wir sie bisher zu wiederholten Malen ausgeübt hatten, nur daß diesmal als Höhepunkt das Kind zur Welt kam. Schmerzmittel brauchten wir kein einziges und dies bei einer Erstgebärenden. Diese Erfahrung, daß mit Atemmassage auf Schmerzmittel verzichtet werden kann, hat sich übrigens seither verschiedentlich wiederholt.

Man darf nicht vergessen, daß gebärende Frauen sich meistens gut anfassen lassen selbst an Stellen, wo sonst viel Vorarbeit nötig ist, z.B. Oberschenkel-Innenseite, Bauchdecke und überhaupt an der Oberkörpervorderseite. Behandlungen an der Vorderseite sind in der Regel heikel, weil damit die Offenheit, das „auf den Menschen und die Welt Bezogensein“ angesprochen wird. Mit dem Rücken kann man sich wehren, von vorne muß man sich zuwenden, Kontakt aufnehmen. Besonders wenn Frauen nicht fähig sind, die Signale ihres Körpers wahrzunehmen, oder wenn keine gute Partnerbeziehung besteht, ist es eher schwierig, von der Vorderseite her zu massieren. Da wäre dann eine Rücken-, allenfalls eine Seitenmassage angezeigt, was aber keine Einschränkung bedeutet, da diese, ganzheitlich gemeint, auch eine ganzheitliche Wirkung hat. Von Seiten der Hebamme braucht es viel Gespür und Gefühl, die Situation jeweils richtig einzuschätzen. Eine nicht adäquate Behandlung kann unter Umständen eine Blockierung bei der Gebärenden hervorrufen, die während der gesamten Geburtsdauer anhält.

Wie wichtig dieses richtige Gespür ist, soll abschließend ein weiteres Beispiel verdeutlichen:

Es war mein erstes Dabeisein im Begleiten einer Frau vom Spitaleintritt hin bis nach der Geburt und der späteren Verlegung auf die Wochenbettstation, seit ich den Grundkurs in Psychotonik und Atemtherapie bei *Volkmar Glaser* absolviert hatte. Mag sein, daß ich in jener Zeit optimal motiviert war, die psychotonischen Prinzipien anzuwenden und mich so oft wie möglich in Atemmassage zu üben.

Die Gebärende, sie erwartete ihr erstes Kind, kam frühmorgens zu mir. Ich erkannte bald, daß es noch viele Stunden bis zur Geburt dauern würde. Es wäre naheliegend gewesen, die Eheleute noch eine Weile miteinander auf einen Spaziergang zu schicken, um regelmäßige Wehen abzuwarten. Statt zum Spaziergang entschloß ich mich für die ‚*Glaser*-Variante‘. Ich bot der Frau eine Atemmassage an. So habe ich, die Frau war in Seitenlage, über lange Zeit versucht, sie zu meinen Händen hin spüren zu lassen. Diese hielt ich vorzugsweise in der Becken- und Gesäßregion, jenem Körperteil, dem in Schwangerschaft und Geburt eine große Bedeutung zukommt. Fast unmerklich für die Frau und ebenfalls fast unmerklich für mich haben während dieser Zeit regelmäßige Wehen eingesetzt und die Geburtsarbeit vorangetrieben.

Die Geburt des Kindes zog sich schlußendlich doch noch in die Länge wegen langer Wehenpausen und wurde durch einen unverhältnismäßigen Eingriff des Arztes leider zu einem schlechten Erlebnis für die Frau. Sie sagte mir später: „Alles war so harmonisch, bis zu dem Augenblick, da der Arzt ins Zimmer trat und mit seiner übertriebenen Eile alles zerstörte.“

Die Kenntnis psychotonischer Prinzipien ist nicht nur für die Geburtshilfe, sondern auch für den Geburtshelfer eine Notwendigkeit.

Zur Bedeutung der Psychotonik in der Krankenpflege

von *Edith Gross-Gstöhl*

1. Einleitung

Eine Neuorientierung in der Krankenpflege bahnt sich an. Verschiedene Bücher, Artikel in medizinischen Fachzeitschriften, Forschungsergebnisse und Kongresse berichten über neue Besinnung und Wege zur ganzheitlichen Pflege. Anläßlich der Tagung in Zürich „Pflegen und Heilen – Die Wiederentdeckung der Ganzheit in der Pflege" (organisiert vom Schweizer Berufsverband der Krankenschwestern und Krankenpfleger, SBK), sagte Schwester *Liliane Juchli*: „... wir wollen nicht etwas anderes tun, sondern das, was wir tun, anders tun." „Das Zeitalter der Bewußtheit erfaßt auch die Krankenpflege. Es provoziert uns zu kritischem Überdenken von beruflichen Grundsatzfragen. Noch kaum ist der Sinn der Pflege so stark hinterfragt worden wie in der heutigen Zeit."

Ich wurde als Referentin zum Podiumsgespräch eingeladen und habe mich zum Mitwirken entschlossen, weil ich mich vom Thema sehr angesprochen fühlte. Weder habe ich den Anspruch zu heilen noch Menschen zu Heilern auszubilden, sondern ich bin der Überzeugung, daß eine gute Beziehung und Zuwendung des Pflegenden den Selbstheilungsprozeß des Patienten anregen kann.

Dies ist nur möglich, wenn der Pflegende als Mensch seine Begegnungs- und Beziehungsfähigkeit dem Patienten anbietet, dieser durch die pflegenden Hände erfährt, daß er akzeptiert wird, daß ihm menschlicher Kontakt angeboten wird, damit auch er sich aufgerufen fühlt, den anderen wahrzunehmen, mit dem Ziel, daß er seine Krankheit und sich selbst nicht mehr verneinen muß.

Der Patient ist darauf angewiesen, daß ihm jemand hilft, sich selbst anzunehmen, einen Bezug zu seiner Umwelt, zum sozialen Kontext im Krankenhaus aufzubauen. Ein durch Krankheit auf sich selbst zurückgeworfener Patient wird dies selten von sich aus können. Solange wir uns nur um die Krankheit bemühen, solange ist auch ihm nur die Krankheit wichtig. Durch das induzierende, gute Anfassen wird er sich als Mensch anerkannt fühlen. Er wird sich nicht nur als Kranker wahrnehmen und im Schmerz abkapseln müssen.

Dieser Beitrag möchte zeigen, daß dem kontaktaufbauenden Anfassen auf der Basis der Psychotonik* im gesamten zwischenmenschlichen Bereich große Bedeutung zukommt, besonders in jeder medizinischen und pflegerischen Tätigkeit. Der behandelte Patient spürt intuitiv die Einstellung des Behandlers, sei er/sie Arzt, Krankenschwester, Pfleger, Hebamme, Heilgymnast, Physio- oder Atemtherapeut.

Krankenschwestern** haben die Aufgabe, bei mancherlei pflegerischen Verrichtungen einen Menschen anzufassen. Ihre taktile** Einwirkung auf den Patienten (als Ausdruck der inneren Einstellung) ist ein wesentlicher Faktor, ob sich jener wohl oder aber als Objekt behandelt fühlt. Intersubjektivität im Sinne ganzheitlicher, humaner zwischenmenschlicher Beziehungen ist ein Erfordernis in Krankenpflege, Physiotherapie wie in Atemmassage. Der Patient muß sich als *Mensch* angesprochen fühlen.

Seit einigen Jahren werde ich als Dozentin regelmäßig eingeladen, Krankenschwestern in Aus- und Weiterbildungen die Grundprinzipien der Taktilen Kommunikation aufbauend auf der Massage zu erklären, zu zeigen und erfahren zu lassen.

Ich vertrete die Auffassung, daß alle in pflegerischen/therapeutischen Berufen Tätigen wenigstens einige elementare Erfahrungen mit den Möglichkeiten der taktilen Einwirkung und deren Auswirkung und Bedeutung gemacht haben sollten, wenn sie in ihrer *Berufsausübung andere Menschen anfassen.*

2. Wie taktile Kommunikation/Psychotonik Eingang in die Krankenpflegeausbildung fand

Mein Engagement in der Aus- und Weiterbildung von Krankenschwestern hat im Jahre 1983 begonnen.

Eine Lehrerin für Krankenpflege war bei mir für Einzeltherapie in Atemmassage. Während der Behandlungen hat sie spontan geäußert: „Dieser Umgang mit Menschen und Dein Anfassen/Berühren fehlen bei uns in der Ausbildung" und: „Warum hast Du nicht das Gefühl des Ausgebranntseins nach einem Arbeitstag?"

---

* Siehe Begriffserklärungen S. 64.

** Der Begriff „Krankenschwester", „Teilnehmer", „Schüler", „Pfleger" umfaßt in diesem Bericht männliche und weibliche Angehörige von Krankenpflegeberufen.

Schon wenige Wochen später leitete ich das erste Wochenseminar in Massage und Taktiler Kommunikation an ihrer Schule für Allgemeine Krankenpflege.

3. Ausbildungskonzept

a) Grundsätzliche Überlegungen

Für Krankenschwestern in Ausbildung ist es Entlastung und Erleichterung zu erfahren, daß nicht nur *verbale* Kommunikation, Gesprächsführung mit dem Patienten, sondern das Umgehen mit Menschen auch auf *taktiler* Ebene erlernt und verbessert werden kann. *Glaser* geht davon aus, daß eine angeborene und natürliche Fähigkeit zu taktiler Kommunikation im Menschen angelegt ist. Dem Erwachsenen ist sie aus verschiedenen Gründen mehr oder weniger verloren gegangen. Bisher wurde dem Anfassen/Berühren im Pflegebereich zu wenig Bedeutung beigemessen. Es wurde als selbstverständlich vorausgesetzt und doch von den Vorgesetzten selten honoriert.

Viele von uns haben die intentionale Zuwendungsform spontan beibehalten. Durch das (Wieder-)Bewußtwerden kann das kontaktaufbauende Anfassen in der Pflege miteinbezogen werden, wovon eine heilende Wirkung ausgeht. In der Berührung des Patienten durch den Pflegenden geschieht nicht nur etwas Somatisches, sondern eine ganzheitliche, psycho-somatische Veränderung.

Dort, wo das Berühren und Berührtwerden einen großen Stellenwert einnimmt, können Gefühle des Wohlbefindens, der Gemeinsamkeit, der Geborgenheit, aber auch der Verlassenheit, des Nichtberücksichtigtwerdens, der Ablehnung ausgelöst werden. Weil jede Berührungserfahrung auf der Mutter-Kind-Beziehung basiert, trifft sie den Menschen besonders tief und nachhaltig.

Wie sehr wir das liebevolle Anfassen und Angefaßtwerden als Basis körperlicher, seelischer oder geistiger Gesundheit und Entwicklung brauchen, ist in psychologischer und verhaltenswissenschaftlicher Literatur nachgewiesen worden (*Montagu, Spitz, Erikson, Petzold* u.a.).

Fachliche Grundlagen

Gemeint ist nicht das sachlich-neutrale Anfassen einzelner Bereiche des Leibes, sondern die haptisch*-taktile Fähigkeit des Pflegenden, sich auf den Patienten einzustellen, sich auf ihn zu beziehen, und ihn im zuwendungsvollen Anfassen durch die Hände den ganzheitlichen, leib-seelischen Kontakt spüren zu lassen.

Notwendige Voraussetzung für kontaktaufbauendes, therapeutisches Anfassen sind:

• Die Absicht, sich ganzheitlich auf den Menschen zu beziehen: „Du interessierst mich – ich möchte, daß Du mich wahrnimmst." (Interesse: lat. interesse = dabei-sein)	– Intention
• Gefühlsmäßige Hinwendung im „Über-sich-hinaus-Spüren", Körperschema erweitern	– Transsensus
• Erfassen der aktuellen Lebenssituation des Patienten Somatisch: Muskeltonus, Atemvariation, Psychisch: geistig-seelische Verfassung	– Aufnahmefähigkeit
• Empathisches Miterleben	– Einfühlfähigkeit
• Kreative, flexible, intuitive therapeutische Interventionen	– Anpassungsfähigkeit
• Diagnostische und prognostische Kompetenz	– Entwicklungsmöglichkeiten erkennen

Im umfassenden Dasein und im berührenden Kontakt lassen sich Spannung und Lösung, Härte und Weichheit, Starre und Elastizität erspüren. Diese Phänomene sind gleichzeitig Ausdruck der Verhaltensweise des Menschen, sowohl dem konkreten, aktuellen, therapeutischen Anfaßvorgang sowie auch seiner Umwelt gegenüber.

Diese umfassende Zuwendungsform wirkt induzierend auf den Patienten und veranlaßt ihn seinerseits

- zum Aufbau eines Bezugs (sozial)
- zur gefühlsmäßigen Beteiligung (emotional)
- zur Ausweitung des Körperschemas (Transsensus)
- zur Anbahnung einer Zuwendungsreaktion (Obtentus*)

- zur induktiven Rückwirkung auf den Pflegenden/Therapeuten
- zum Aufbau eines Gefühls der Gemeinsamkeit (Veränderung der Psyche)
- zur Veränderung des Muskeltonus
- zur Veränderung des Atems.

Auf die Bedeutung der *Atmung* sei an dieser Stelle speziell hingewiesen: Der Atem ist die Grundfunktion des Lebens und damit Quelle der Lebensenergie. Er unterhält den Leistungsstoffwechsel aller Organe und ist für deren ökologisches Zusammenspiel verantwortlich. Wir erkennen den Atem nicht nur als einen reflektorisch-mechanischen Vorgang, sondern erleben, daß sich Atem und Psyche gegenseitig beeinflussen.

Jedes seelische Befinden wie Angst, Trauer, Geborgenheit, Freude, Aggression, Hoffnung drückt sich in einer anderen Atemform aus (Atemausbreitungsgebiet, Ausbreitungsart, Atemkurve mit Frequenz und Amplitude sowie Atemansatzpunkt verändern sich je nach Gefühlsthematik und Begegnungssituation). Der Atem ist das Spiegelbild unserer leib-seelischen Verfassung, unserer Lebenseinstellung. Wir nehmen den Atemablauf als Diagnostikum und ersehen daraus, in welcher Gefühlslage der Patient sich befindet.

Der Atem ist veränderbar durch Einflüsse der Mit- und Umwelt, d.h. er verändert sich in dem Maße, wie sich der Mensch einer Situation gegenüber verhält, wie er Stellung bezieht. Dies nennen wir den *situationsgerechten* Atem, der variationsreich und daher angepaßt reagieren kann.

Durch unser Dasein, unser Handauflegen, kann sich das Gefühlsleben des Patienten verändern, kann sich Vertrauen entwickeln und eine Verhaltens- wie auch Einstellungsänderung seiner Krankheit und uns gegenüber entfalten. Dieses neue seelische Befinden wird sich im Atem vollziehen, der für die Gesundung Voraussetzung ist.

Im Laufe der Übungsstunden wird den Teilnehmern klar, daß sie nicht neue Atemübungen in ihren Beruf einbauen müssen, sondern daß jegliche Maßnahme, die den Menschen auf seine Umwelt hin orientiert, eine direkte Einflußnahme auf den Atemapparat hat.

Bei Uninteressiertheit und Schmerzen engt sich das Körperschema des Patienten ein. Kann er zum Spüren über seine Körper/Hautgrenze hinaus veranlaßt werden, weitet sich sein Körperschema durch Transsensus. (*V. Glaser*, 1980)

Durch die begegnende Verhaltensform des Patienten dem Anfaßvorgang gegenüber verändert sich sein seelisches Befinden, dadurch die Elastizität der Muskulatur (Körperschemaerweiterung), und die Atmung entfaltet sich in der Form, wie sie den Selbstheilungsprozeß am besten unterstützen kann. Das Wunder der Selbstregulierung steckt von Natur aus in jedem Lebewesen, es kann aber nicht wirken, wenn sich dieses als Objekt, als Krankheitsfall alleine fühlt.

Die Lehre der Psychotonik zeigt uns, daß nicht die perfekte Technik das *Wirkprinzip* der Massage ist, sondern die *Qualität* des *Anfassens.* Die Massage soll dem Patienten ein Gefühl allgemeinen Wohlbefindens, der Lebendigkeit, Geborgenheit und Gelöstheit bringen mit dem Ziel der *Eutonie.**

In diesem Sinn soll die Massage in der Pflege keine Konkurrenz zur Physiotherapie sein.

Didaktische Überlegungen

In der Aus- und Weiterbildung von Krankenschwestern lege ich besonderen Wert auf die Qualität der taktilen Kommunikation in der Massage. Die unmittelbarste Begegnungsform ist im wahrsten Sinne des Wortes das „Handauflegen" als Kommunikation auf der haptisch-taktilen Ebene. Der Pflegende muß sich seines Anfassens sicher sein, er muß wissen, was er tut. Bei unerwarteten Reaktionen muß er fähig sein zu beurteilen, ob sie auf seine Art des Anfassens oder auf die Problematik des Patienten zurückzuführen sind. In der Berührungsantwort läßt der Angefaßte immer seine gefühlsmäßige Beteiligung und seine persönliche Thematik mit hineinfließen.

Ein neues Gebiet erschließt sich den Teilnehmern, wenn sie durch ihre Hände bestimmte Phänomene als Antwort des Patienten auf ihr Anfassen aufnehmen und erkennen können. Untereinander erfahren sie, wie sich Flucht-, Abwehr- oder Kontaktreaktionen anfühlen. Sie lernen, damit kompetenter umzugehen.

Im Laufe der Ausbildung wird immer klarer, daß die Grundprinzipien der Psychotonik nicht nur im direkten Körperkontakt mit den Patienten ihre Bedeutung haben, sondern Ausdruck finden in jeglichem Miteinander, im Bewältigen der Anforderungen des Alltags, selbst im verstehenden Gespräch.

b) Unterrichtsinhalte

Übungs- und erlebniszentriert:

● Anfaßübungen, Erfahren verschiedener innerer Einstellungsformen zum Patienten auf taktiler Ebene sowie deren Auswirkungen.	= Unbewußtes bewußt machen.
● Klassische Körpermassage als Handwerkszeug: Einzelne Griffe Technik Aufbau Schwerpunkte setzen Patientenzentriert massieren	= Operational-instrumentale Technik
● Wirkprinzip der Massage: Transsensus Zuwendungsform	= Ganzheitliches Anfassen
● Phänomene der Berührungsantwort erfahren und erkennen: Obtentusreaktion (Zuwendung) Fluchtreaktion Abwehrreaktion	= Aufmerksamkeit und Sensibilisierung

Basale, theoretische Einführung in einzelne Elemente der Glaser-Atemtherapie-Ausbildung:

● Objektive Beobachtung des Atems und deren subjektive Deutung nach *Glaser*-Kriterien	= Elementare Diagnostik
● Transfer in andere Bereiche ohne direkten Körperkontakt	= Mit- und Umweltbezug

- der situationsgerechte Atem = neue Anschauungen
- Eutonie = Verhaltensmuster des menschlichen Wohlbefindens

Die einzelnen Inhalte des Konzepts vermischen sich in dieser ganzheitlichen Arbeitsweise. Meinem integrativen Ansatz entspricht das gruppen- und prozeßorientierte Vorgehen.

c) Zwei Erlebnisse im Unterricht

A) Eine Krankenschwesterschülerin und ihre Lehrerin hatten während der gesamten Ausbildungszeit von 3 Jahren persönliche Schwierigkeiten miteinander. Trotz einiger Versuche, auch von Fachleuten, konnten diese nicht geschlichtet werden. In meinem Seminar trafen die beiden bei einer Anfaßübung zufällig zusammen. Durch das Kennenlernen des Andern über die Hände konnte eine neue Beziehung entstehen. Bisher unbeachtete Fähigkeiten wurden entdeckt, der Andere in seiner Menschlichkeit neu erfahren, das Eigene in anderen Variationen erlebt. Über die taktile Kommunikation erlebten sich Schülerin und Lehrerin in ganz anderen Dimensionen. Sie konnten sich, ohne fremde Einmischung, spontan aussprechen und viele Schwierigkeiten beheben.

B) Beispiel aus einer ersten Stunde im zweiten Ausbildungsjahr:
Nach einführender Besprechung über den Sinn der Psychotonik in der Krankenpflege demonstriere ich spontan an einer rechts von mir sitzenden Schülerin die erste praktische Anfaßübung (ich lege meine Hände auf ihre Schultern, streiche mit flacher Hand rechts und links der Wirbelsäule entlang den ganzen Rücken hinunter und lasse meine Hände beidseits zum Abschluß auf der seitlichen Flanke eine Weile liegen). Mein Ziel ist es, die Schüler erfahren zu lassen, daß die innere Einstellung des Anfassenden – durch seine Hände – vom Patienten wahrgenommen wird, und wie sich dabei seelisches Befinden, Muskulatur und Atmung verändern. Die Klasse reagiert unruhig und erstaunt während meiner Demonstration. Die Schüler erklären mir, daß es während den letzten zwei Ausbildungsjahren unmöglich gewesen sei, diese Kollegin zu berühren, weil sie so sehr „kitzelig" sei. Sie stellen verwundert die Frage, warum sich dies plötzlich verändert habe.

Die „Kitzeligkeit" kommt bei Lernenden und bei Patienten öfter vor. Dieser Zwischenfall gibt mir die Möglichkeit einer Erklärung, die den Beteiligten weiterhilft in ihrer persönlichen Entwicklung und im Beruf: Durch eine Änderung ihres Kontaktverhaltens.

Begründung:

Schon beim ersten Anfassen reagiert der Mensch auf die ihn berührende Hand. Gefühle wie angenehm oder unangenehm variieren den Atemablauf und verändern gleichzeitig die Elastizität der Muskulatur. Durch meine Zuwendung, mein induktives, sie meinendes Anfassen, mußte sich die Schülerin nicht vor meinen Händen und mir zurückziehen. Sie konnte sich über ihre Körpergrenze (Haut) ausweiten, meine Hände in ihren haptischen Raum aufnehmen. Sie hat sich nicht zurückgezogen und ihr Körperschema eingeengt, sondern über meine Hände zu mir einen Bezug aufgebaut und Stellung genommen. (Für mich über meine Hände wahrnehmbar durch Obtentusreaktion.) Dadurch wird das tonusregulierende System aktiviert, es entsteht Weite und Lösung, was einer unspezifischen Vortonisierung entspricht. Durch ihre Zuwendungsform wurde die Elastizität und Abfangfähigkeit der Muskulatur verändert; die Schülerin war nicht mehr störbar und empfindlich. Sie konnte die Berührung angepaßter wahr- und annehmen. Die Kitzeligkeit verschwand. Bisher hatte sie auf das Anfassen/Berühren mit einem Flucht- oder Abwehrverhalten reagiert, und war dadurch leicht irritierbar.

Kitzeligkeit, Gänsehaut, feuchte Hände, Hautverfärbungen sind vegetative Fehlreaktionen, hervorgerufen durch Rückzugstendenzen bis hin zu Kontaktstörungen. Nur wenn mein Berühren den Anderen ganzheitlich „berührt", kann sich etwas verändern. Durch seine positive Stellungnahme dem „Berührtwerden" gegenüber tritt eine Atemwirkung und Heilreaktion auf.

d) Feedbacks von Schülern

(schriftlich erbetene, nicht redigierte Rückmeldungen)

„Ich habe weniger Angst einen Patienten anzufassen, und ich freue mich, daß ich einem Menschen rein durch meine Hände eine Linderung und Wohlgefühl vermitteln kann."

„Ich gebe dem Anfassen/Berühren mehr Wichtigkeit, weil ich an mir bewußt erfahren habe, daß der Patient durch meine Hände meine innere Einstellung ihm gegenüber wahrnimmt. Er merkt, ob ich ihn mag oder nicht."

„Ich habe nie gedacht, daß das Anfassen eines Körperteils das Befinden des gesamten Menschen, Leib und Psyche verändert, sei es im positiven oder negativen Sinne."

„Ich merke, im Spitalalltag, daß ich durch meine neue Einstellung das Befinden des Patienten verändern kann. Er wird hilfsbereiter."

„Die Beziehung des Patienten zu mir und umgekehrt hat sich verändert, seit ich selbst erfahren habe, was gemeint ist mit ‚umfassend Da-Sein'."

„Ich freue mich, daß ich gelernt habe, den Patienten so anzufassen, daß er spürt, daß ich ihn auch als Menschen schätze."

„Die Pflege hat sich verändert, seit ich weiß, wie verschieden ich einen Patienten anfassen kann, und wie unterschiedlich verschiedene Patienten darauf reagieren."

„Ich nehme ernst, was ich durch meine Hände spüre, sei es Zuwendung oder Hemmung des Patienten."

„Ich konnte einen Patienten stützen, damit er nicht umfiel. Nun habe ich gelernt, daß ich durch mein ganzheitliches Da-Sein den Patienten so stützen kann, daß er sich geborgen fühlt, und die Angst des Umfallens bei ihm und mir nicht mehr im Vordergrund steht."

„Ich bin froh, daß man lernen kann, wie man Kranke berührt."

„Als Klasse kamen wir uns näher."

„Ich fühle mich nach der Arbeit besser."

„Ich konnte einen Patienten durch eine Massage beruhigen und er brauchte keine Schlafmittel."

„Am meisten hat mich und meine Kolleginnen beeindruckt, daß ich durch die Berührungsantwort bemerke, wie es dem Patienten gefühlsmäßig geht."

„Meine Arbeit macht mir mehr Freude, seit ich gelernt habe, auf die Berührungsantwort des Patienten zu achten. Wenn er Angst hat vor einer Spritze, bemerke ich das durch meine Hände. Ich versuche, ihn mit mehr Zuwendung und Vertrauen anzufassen; der Patient fühlt das, und die Muskulatur wird elastischer. Der Patient nimmt mich jetzt besser als Person wahr, und ich bin ihm wichtiger, und die Spritze verliert etwas an Bedeutung."

„Ich pflege den ganzen Menschen und nicht nur den kranken Teil von ihm. Dem Patienten ist es wohler und mir auch."

„Warum geht es mir jetzt besser, seit ich den Patienten nicht nur über die Augen und mein Wissen um seine Krankheit wahrnehme?"

e) Schülererlebnisse auf der Pflegestation

A) „Ich habe Nachtdienst und bin für eine Weile alleine auf der Abteilung, als ich jemanden um Hilfe schreien höre. Sofort eile ich in dieses Zimmer und finde dort die Patientin am Boden liegend. Sie sagte mir, daß sie aus dem

Bett gefallen sei und nun nicht mehr aufstehen könne. Nun, nach meinen vergeblichen Versuchen, Hilfe zu bekommen, sagte ich mir, daß es doch möglich sein müßte, diese Frau durch Transsensus und Induktion zum Aufstehen zu bringen, denn aus eigener Kraft würde es mir alleine nie gelingen, denn sie war schwer und konnte ihre Beine nicht kontrollieren.

Also erweiterte ich meinen Raum, versetzte mich gedanklich in sie, stellte mir vor, in ihr und mit ihr aufzustehen. Kaum traute ich meinen Augen – es klappte.

Sie konnte sich aufrichten und mit meiner Hilfe ins Bett zurückgehen."

B) „Eine frischoperierte Patientin mit einer Hüftprothese, möchte auf den Topf gesetzt werden, doch sie hat Angst vor den Schmerzen, daß sie sich verkrampft und dann tatsächlich Schmerzen empfindet. Ich bin aber auf ihre Mithilfe angewiesen, da ich sie nicht alleine hochheben kann. So lege ich meine Hand unter ihr Gesäß, ‚lasse meine Fühler aus', die ich in ihren ganzen Körper schicke, sie dann auffordere, das gesunde Bein zu beugen, sich am Bettbügel zu halten, und sich auf drei hochzuheben, dann schiebe ich im selben Moment den Topf darunter.

Ganz erstaunt sagt sie mir: „Wie haben Sie das gemacht? Das hat ja gar nicht weh getan und ging erst noch so einfach?"

Mir wurde dabei klar, wie wichtig es ist, bei jeder Verrichtung den ganzen Menschen sich vor Augen zu halten, denn dann fühlt sich der Patient in seiner Person angesprochen und nicht nur ein Teil von ihm."

f) Schlußfolgerungen

Die Rückmeldungen zeigen, wie die Schüler ihre Einsichten und Erfahrungen in ihren Berufsalltag einbringen. Wir erkennen daraus:

- Ansätze individueller Persönlichkeitsentwicklung
- Angstabbau
- stärkeres Selbstvertrauen
- Förderung der pflegerischen Kompetenz
- Zuwendung statt Medikamente (Voraussetzung ist medizinische Kompetenz)
- Verbesserung des sozialen Klimas

Erkenntnis:

- daß meine Einstellung, Annahme, Einfühlung und Wertschätzung des Patienten über die Körpersprache und durch das Anfassen wahrnehmbar ist;

- daß sich durch Umweltbezug, d.h. Kontakt zum Mitmenschen meine Ausstrahlung, Bewegungen, Blick, Stimme und auch mein Anfassen verändern.

g) Aspekte der Psychohygiene

Im Rahmen der Aus- und Weiterbildung der Pflegeberufe hat die Psychohygiene eine besondere Bedeutung.

Angst vor dem „Burning-out" drücken Teilnehmer aus, wenn der berücksichtigenden Zuwendungsform ein so hoher Stellenwert eingeräumt wird. „Wenn ich immer nur geben und auf den anderen eingehen muß, bin ich bestimmt ausgelaugt von der Arbeit. Davor möchte ich mich schützen. Wo bleibe ich mit meinen Bedürfnissen?" Diese Befürchtung mag Ausdruck unbewußter Ängste von Pflegenden sein, welche sich von Patienten „aufsaugen lassen" und sich – stets aufopfernd – schlecht abgrenzen können (*Riemann:* Grundformen der Angst. *Schmidbauer:* Helfen als Beruf).

Kontakt/Umweltbezug/Raumaufbau/Körperschemaerweiterung

ist	**ist nicht**
Dasein – Präsenz	sich verleugnen, verneinen
wahrnehmen und berücksichtigen der anderen Person	verschmelzen, Symbiose
sich zeigen seine Persönlichkeit mit einbringen	falsche Bescheidenheit
seine eigenen Grenzen kennen und diese den Anderen wahrnehmen lassen	Rückzug
Kongruenz	Normen übernehmen
Anpassung, Mitleben und Mitfühlen	Aufgeben der Individualität
geben	überschütten
nehmen	ablehnen/Verdrängung dessen, was der Patient entgegenbringt
Selbstzentrierung und Weltbezug	Undifferenziertheit

Kontakt heißt gleichzeitig auch *Distanz*, bedeutet wohl den anderen Menschen/Patienten berücksichtigen, sich aber auch abgrenzen können. Aus der Abgrenzung „hier ich – da du" kann dann ein Gefühl des Miteinander entstehen.

Wenn ich mich auf den Patienten beziehe, darf das keineswegs heißen, daß ich mich verliere, mit dem anderen verschmelze, ihn mit Liebe überschütte, mein Selbst vergesse und so zu einem „Niemand" werde. Zu einem „Niemand" kann der Patient weder Kontakt noch Bezug aufnehmen. Kontakt meint, den anderen so in meinen Handlungsraum mit einbeziehen, daß meine Lebendigkeit nicht eingeschränkt ist, ich den Patienten in seiner Individualität belasse und berücksichtige. Dabei erlebe ich die Ganzheit des Menschen – meine eigene und die des Anderen.

Zuwendung/Kontakt ist keine Anstrengung. Durch Transsensusaufbau vollzieht sich ein Lösungsvorgang, der ein Gefühl der Weichheit, Weite und Lebendigkeit bringt.

4. Weitere Tätigkeiten

Zusätzlich zu meiner Tätigkeit in der Ausbildung an Schulen für Allgemeine Krankenpflege, Kinderkrankenpflege und Psychiatrische Krankenpflege leite ich seit 4 Jahren regelmäßig Aufbauseminare im Rahmen des Weiterbildungsprogrammes des Schweizer Berufsverbandes der Krankenschwestern und Krankenpfleger SBK, an denen auch Hebammen, Psychiatriepfleger, Gesundheits-/Gemeindeschwestern und Betreuer von Behinderten teilnehmen.

Ich arbeite sehr gerne mit Menschen dieser Berufsgruppen zusammen. Sie haben eine fundierte medizinische Ausbildung und bereits große Erfahrung im Umgang (im speziellen auch auf der taktilen Ebene) mit Patienten. Ihre berufliche Qualifikation erweitert sich und wird erlebbar im mitmenschlichen Bezug. Sie erreichen mehr Bewußtheit und Sicherheit im Umgang mit dem Patienten und können dadurch auch ihren intuitiven Fähigkeiten wieder mehr vertrauen.

Mit den Schulteams der Krankenpflege- und Psychiatriepflegeschulen hat sich eine sehr gute Zusammenarbeit entwickelt. Sie bauen die Grundprinzipien der Psychotonik in ihre Schulstunden ein, seitdem sie als Gruppe gemeinsam bei mir ein Seminar besucht haben.

Am Institut für körperzentrierte Psychotherapie IKP in Zürich erreiche ich in meiner Ausbildungstätigkeit Ärzte, Physiotherapeuten, Psychologen, also therapeutisch Tätige. Sie nehmen elementare Erfahrungen der Psychotonik-Lehre in ihren Alltag und in die Berufswelt mit und berichten von deren erfolgreichen Anwendung beim Patienten.

Begriffserklärungen (lt. Glaser „Eutonie")

• Eutonie	Zustand mit gutem, psychosomatischem Spannungsgleichgewicht
• haptisch	den Tastsinn betreffend
• Obtentus	Kontaktende, muskuläre Bewegung. Sich-entgegen-Dehnen
• Psychotonik	Lehre von den Beziehungen zwischen seelischem Verhalten und der muskulären Spannungsregelung
• taktil	berührend, auf dem Tastsinn beruhend
• Transsensus	„Über-sich-hinaus-Spüren", Körperschema erweitern

Literatur

Briner, F.: Atemtherapie, Atemmassage, Psychotonik nach *Glaser.* In: Integrative Therapie 4 (1983). Hrsg.: *H. Petzold*, Junfermann-Verlag, Düsseldorf.

Briner, F.: Den ganzen Menschen behandeln. In: Physiotherapeut 3 (1985). Zeitschrift des Schweizerischen Physiotherapeutenverbandes.

Briner, F.: Die Seele mobilisieren. In: Physiotherapeut 6 (1986). Zeitschrift des Schweizerischen Physiotherapeutenverbandes.

Erikson, E.: Kindheit und Gesellschaft. Klett-Verlag, Stuttgart, 1950.

Erikson, E.: Jugend und Krise. Klett-Verlag, Stuttgart, 1970.

Glaser, V.: Eutonie. Haug-Verlag, Heidelberg, 1980.

Glaser, V.: Atemmassage. Medizinisch Literarische Verlagsgesellschaft mbH, Uelzen, 1983.

Glaser, V.: Atemtherapie auf der Basis der Psychotonik (mit einem Beitrag von *Gross, Edith*). In: Bedeutende Psychotherapieformen der Gegenwart, Hrsg.: *Yvonne Maurer*, Hippokrates, 1985.

Gross, E.: Zur Bedeutung des Anfassens in der Atemtherapie nach *Glaser.* Diplomarbeit der Schule Dr. *Glaser*, 1984.

Juchli, L.: Heilen durch Wiederentdeckung der Ganzheit. Kreuz-Verlag, Stuttgart, 1985.

Riemann, F.: Grundformen der Angst. Reinhardt-Verlag, München, Basel, 1979.

Schmidbauer, W.: Die hilflosen Helfer. Rowohlt-Verlag, Hamburg, 1978.

Schmidbauer, W.: Helfen als Beruf. Rowohlt-Verlag, Hamburg, 1983.
Spitz, R.: Die Entstehung der ersten Objektbeziehungen. Direkte Beobachtungen an Säuglingen während des ersten Lebensjahres. Klett-Verlag, Stuttgart, 1957.
Spitz, R.: Vom Säugling zum Kleinkind. Klett-Verlag, Stuttgart, 1967.
Petzold, H.: Thymopraktik als Verfahren Integrativer Therapie. In: Die neuen Körpertherapien. Junfermann-Verlag, Paderborn, 1977.

Atemmassage – die andere Massage

von *Irmgard Seibel*

Im Mittelpunkt der Atemmassage nach *Glaser*, dieser verhaltensorientierten Form der manuellen Leibtherapie, steht die haptisch-taktile Kommunikation.

Im gesunden natürlichen Verhalten zwischen Mutter und Kind besteht noch dieses intakte Bezugsverhältnis, das gegenseitige Bezogensein, das wir fachlich als Transsensus bezeichnen. Gemeint ist das Austauschen von Berührungsempfindungen, um miteinander in Beziehung zu treten und darüber hinaus eine leib-seelische Verbindung anzubahnen. Wir möchten uns über die einfühlende Berührung dem Partner mitteilen, ihn erfahren und über dieses Einander-Begegnen einen ganzheitlichen Kontakt aufbauen. Ein Kontakt, eine Verbindung nicht nur auf somatischer, eben taktiler Ebene, getätigt durch den Anfaßvorgang, sondern das Er-greifen ist auch durch eine innere Beziehung, ein gefühlsmäßiges Er-fassen gekennzeichnet.

Der Akzent liegt dabei auf den haptisch-taktilen Fähigkeiten, den Berührungs- und Tastempfindungen, welche recht eigentlich die Grundempfindung menschlichen Lebens sind. Dieses Empfindungsvermögen befähigt uns in erster Linie, durch Berühren und Berührtwerden unsere Umwelt zu erfahren und zugleich uns der Umwelt gegenüber auszudrücken. Es ist also keine neu zu erlernende Fähigkeit, sondern natürlicherweise in jedem Menschen angelegt, ja, sie wurde sogar während der pränatalen Phase im Uterus als erste angesprochen, und doch ist sie heute bei vielen Menschen durch die persönliche Lebensproblematik beeinträchtigt. Wir können aber diese verschüttete Fühlfähigkeit wieder aufrufen und damit die „Sprache der Berührung" förmlich wieder entdecken.

Einstellung des Therapeuten

Diese Art des umfassenden, ganzheitlichen Berührens ist die Grundlage taktilen Kontaktes auch und gerade in der Atemmassage und sollte es eigentlich sein für jeden, der in seinem Beruf mit dem Menschen umzugehen hat. Sie erfordert die Ausweitung meines eigenen Körperempfindens auf den Patienten (Transsensus) und bildet den Raum, in welchem sich der Patient geborgen fühlen kann und dadurch eine Voraussetzung erfährt für den Aufbau seiner eigenen Kontaktmöglichkeit.

In der Atemmassage bin auch ich als Masseur ganzheitlich an der Behandlung beteiligt, in taktil induzierender Weise und empathischem Empfinden für den sich mir anvertrauenden Menschen. Dadurch fühle ich mich selbst emotional belebt und herausgefordert, das wohl Ursprünglichste im anderen aufzurufen, eben seine ganzheitliche Reaktion auf das Berührtwerden, was sich in seinem aktuellen Empfinden, seinem Tonus- und Atemgeschehen ausdrückt. Aufgrund dieses Geschehens wird sogar rückwirkend mein eigenes tonusregulierendes System aktiviert, gestaltet sich auch für mich die aktuelle Tätigkeit ganzheitlicher und mithin ökonomischer und müheloser.

Entgegen diesen Grundsätzen psychotonischer Arbeit, wie sie in der Atemmassage zum Tragen kommen, genügt bei der klassischen Massage die neutrale Einstellung des Masseurs zum Patienten. Die konventionelle Behandlung bleibt sachlich bezogen auf Störungen der Funktion, ist ausgerichtet auf die Beseitigung der Krankheitssymptome. Es bedarf zwar des Spürens, aber lediglich im Sinne des Ertastens von Veränderungen im Gewebe, des Erhebens und Bewertens eines Tastbefundes und dessen Einordnung in theoretische Schemata. In der üblichen Massageausbildung wird vorrangig Technik vermittelt, wobei das sog. „gute“ Anfassen, also das was in der Berührung mitschwingt, in der Fähigkeit des einzelnen Behandlers liegt. Vor allem wird keine Induktionswirkung erzielt, die den Patienten zu Verhaltensänderungen anregt, sondern auch er wird geneigt sein, sich in der Situation gefühlsmäßig neutral zu verhalten.

So wirkt auch nichts auf mich zurück, und im sachlichen Bemühen um den Behandlungserfolg fühle ich mich im schlechtesten Fall angespannt und verkrampft, zumal meine Muskelleistungen wegen der mangelnden ganzheitlichen Beteiligung überwiegend von der willkürlichen Steuerung bestimmt werden. Dadurch ergibt sich eine schnellere Ermüdung und Neigung zur Verspannung einzelner Muskelgebiete.

Zusammenarbeit

Gerade die induzierende Wirkfähigkeit des Transsensus, welche den Mitmenschen zur Eigeninitiative anregt, läßt das Gefühl der Gemeinsamkeit entstehen. Als Behandler stelle ich mich auf die Ausdrucks- und Bewegungsfähigkeit des Patienten ein, um über das taktil-kinetische, beeinflussende

Wirken den Aufbau eines neuen gemeinsamen Bewegungsmusters zu ermöglichen, d.h. ich muß mich so auf den anderen beziehen können, um die sich ankündigenden Bewegungsimpulse aufzunehmen und zu erwidern.

Unter dem gemeinsamen Bewegungsmuster verstehe ich nicht nur die willkürlichen Bewegungsimpulse, sondern auch die inneren Bewegungen von Atmung und seelischer Lebendigkeit, welche ihren Ausdruck im Körper finden. Diese reaktiven Regungen körperlicher und seelischer Bewegtheit auf die haptonome Zuwendung ermöglichen ein gegenseitig induzierendes, kommunikatives Miteinander auf adäquate Weise. Auf diese Art kann sich im Menschen die Fähigkeit des Erlebens entfalten, die lebendiges Geschehen widerspiegelt. Nach *Dore Jacobs* bedeutet Erleben – im inneren Leben bewegt bzw. verändert werden.

Um diese Wirkungsweise zu verdeutlichen, muß wieder bedacht werden, wie die klassische Massage wirkt. Da bleibt der Berührungskontakt begrenzt auf die Haut und die darunter liegenden Gewebe mit ihren möglichen Veränderungen, ohne daß die seelische Beteiligung bewußt angesprochen und berücksichtigt wird und sich eine gemeinsame Schwingung entwickelt. Nach persönlichen Erfahrungen zeigen sich vielfach Einstellungsformen des Patienten im Sinne eines konsumierenden Verhaltens, des Entspannens und Geschehenlassens oder des kontrollierenden Inanspruchnehmens einer Leistung, wobei der Wert der Behandlung nach Zeitdauer und Intensität der Anwendung beurteilt wird. Diese Erwartungshaltungen sind einseitig auf Leistungsforderungen an den Behandler gerichtet.

Tonusregulierung

In der Atemmassage wird bereits über die Transsensusfunktion eine unspezifische Vortonisierung der gesamten Muskulatur angebahnt. Infolge der kontaktenden Hinwendung werden auch anschließend keine zusätzlichen Kontraktionsimpulse ausgelöst, sondern das Hemmungsprinzip wirkt sich auf die Steuerung der Muskeltätigkeit aus. Wir sprechen von einer „aktiven Lösung“, die sowohl die muskuläre Reaktion als auch die psychologische Komponente des Transsensus beinhaltet. Es spielen sich diese Vorgänge also nicht nur auf dem Gebiet der peripheren Reflexe ab, wie in der klassischen Massage, sondern die Gesamtregulation des Menschen, die mit auf die Steuerung des Muskeltonus Einfluß nimmt, wird über die zentrale Gamma-Aktivierung mitangesprochen.

Die Tonusregulation ermöglicht das Ausgleichen von Verspannungen und Erschlaffungen, so daß die Muskulatur eine gewisse Elastizität und Spannkraft erhält. Die Bewegungen gestalten sich fließend, sind angepaßt in der Intensität an die Erwiderungen, die mir entgegengebracht werden. Die Haltung wird stabil und mühelos, die gesamte Tätigkeit wird ökonomisch ausgerichtet.

Auch hier sei zur Verdeutlichung wieder auf die unterschiedliche Wirkung der klassischen Massage hingewiesen. Da bleibt die Tonusbeeinflussung begrenzt auf die örtlichen Berührungsreize, mehr oder weniger Kontraktionsimpulse, wodurch eine ungezielte Allgemeinwirkung verursacht wird, aber daraus resultiert keine adäquate Gesamttonisierung = ganzheitliche Lösung des Menschen.

Atemregulierung

Die Atembeeinflussungen der klassischen Massage beziehen sich auf reflektorische Atemreaktionen, welche durch intensive Reibungen im Bereich der Zwischenrippenräume und Klopfungen des Brustkorbes hervorgerufen werden, laufen aber ab, ohne daß eine seelische Beteiligung berücksichtigt wird, und ohne die persönliche Stellungnahme anzusprechen und anzufordern.

Dadurch wird zwar der Atemablauf beeinflußt, aber keine Atemveränderung und also Verhaltensänderung erreicht. Wir möchten den Atem innerhalb seiner individuellen Variationsmöglichkeiten verbessern, ohne die autonome Regelung zu beeinträchtigen. Nur die ganzheitliche Lösung des Menschen ermöglicht die Entfaltung des situationsgemäßen Atems, denn die gesamte Atemmuskulatur wird nur von der allgemeinen Tonisierung erfaßt. Unter dem Vorzeichen dieser allgemeinen Tonisierung entsteht ein ständiger Wechsel zwischen beiden aktiven Komponenten der Ein- und Ausatmung, im ausgewogenen Verhältnis zueinander, mit weichen Übergängen von einer Phase zur anderen, so daß sich der Atem zu einer schwingenden Form entwickelt. Dieser schwingende, sinusförmige Atemrhythmus entspricht psychisch einer heiteren Gelassenheit und Aufgeschlossenheit (*Glaser:* Psychomotorik der Atembewegungen) und bleibt im besten Fall unbeeinträchtigt von äußeren Einwirkungen.

Wenn auch die psychotonische Arbeit mehr persönliches Engagement, mehr sich Hineingeben und also zunächst einen größeren Arbeits- und Zeitaufwand erfordert, ist meines Erachtens der Behandlungswert und Erfolg bedeutsamer und umfassender für den Menschen, als die in der klassischen Massage zu erreichende Beschwerdefreiheit und lokale, funktionelle Verbesserung.

Die Atemmassage gibt mir die Möglichkeit, über die Tonusregulation im Menschen ein Wohlbefinden im Sinne der Eutonie anzubahnen. Der Mensch erfährt dabei ein positives Körpergefühl, welches Ausdruck einer ganzheitlichen Gelöstheit ist. Seine muskuläre Ausgeglichenheit und elastische Abfangfähigkeit, bzw. das ausgewogene Spannungsverhältnis der Muskulatur, ist der somatische Aspekt der Eutonie und entspricht psychisch einem aufgeschlossenen Verhalten und der Bereitschaft zum Kontakt.

Da in der Atemmassage nicht die symptomatische Behandlung im Vordergrund steht, sondern über die Änderung der Verhaltensweise die Selbstregulation im Menschen angeregt wird, werden mehr dauerhafte Behandlungserfolge erreicht. Über ein gesteigertes Lebensgefühl, welches sich ausdrückt in der Wiedergewinnung von Spontaneität, Kreativität, Eigenständigkeit und lebendiger Auseinandersetzung mit der Umwelt, werden auf natürlichem Wege die leiblichen und seelischen Gesundungs- und Abwehrkräfte mit in den therapeutischen Prozeß einbezogen. Damit dient die Atemmassage über die somatische Spannungsregulierung hinaus der persönlichen Entfaltung und Entwicklung des Menschen sowie seiner sozialen Integration.

Der Einfluß der Psychotonik auf die Massage

von *Helmut Schöndube*

Die Lebensarbeit von *Volkmar Glaser* ist vom Kontakt zum Menschen geprägt. So nimmt es nicht Wunder, daß auch der massierende Behandler durch sie befruchtende Impulse erhalten hat.

Es wird sich wohl nie feststellen lassen, wer der erste massierende Mensch war. Sicherlich war es eine Mutter, die liebevoll ihr Kind gestreichelt hat, um Kummer und Schmerz zu lindern.

In den alten Kulturen wurde die Massage – unter dieser oder einer anderen Bezeichnung – zu kultischen Zwecken, den Körper pflegenden oder therapeutischen Handlungen durchgeführt. Man wollte den ganzen Menschen, in seiner Körper-Seele-Geist-Einheit, behandeln und nicht – wie heute – nur einzelne Krankheiten beseitigen. Die anatomischen und physiologischen Kenntnisse waren sicherlich kaum vorhanden.

In der Entwicklungsgeschichte der Medizin wurde dann die Handhabung der Massage immer mehr nach anatomischen, physiologischen und pathologischen Gesichtspunkten ausgerichtet. In der Art, daß heute nicht mehr der Mensch in seiner Gesamtheit im Vordergrund steht, sondern einzelne Bandstrukturen, Muskeln, Gelenke, Organe. Man beachtet in der Therapie vorwiegend die pathologischen Veränderungen und behandelt sie mit speziellen wissenschaftlich begründeten Massagetechniken. Dabei wird derart ins Detail gegangen, daß keine Zeit und auch kein Verständnis für die Gesamtheit des Menschen übrig bleibt. Es werden Teile der physischen Leiblichkeit behandelt; Seele und Geist des Menschen bleiben dabei unbeachtet, sie werden als Betätigungsfeld den Psychologen und Theologen überlassen.

Da nicht nur Teile eines Menschen zur Behandlung kommen, sondern der ganze Mensch, wird der Behandler seine Vorgehensweise auch auf die Leib-Seele-Geist-Einheit des Menschen ausrichten müssen. So gilt es für den massierenden Behandler, die Erkenntnisse der naturwissenschaftlichen Medizin zu beachten und auch anzuwenden, aber nicht ausschließlich, sondern sie immer im Zusammenhang mit dem ganzen Menschen zu sehen.

Selbst eine an einem kleinen Teilbereich des Körpers durchgeführte Massage wirkt nie ausschließlich lokal. Neben den physikalischen Veränderungen am Körper, welche anderweitig durch wissenschaftliche Arbeiten beschrieben und belegt worden sind, sind für den geschulten Behandler Veränderungen über den seelischen Einfluß bemerkbar. Es ist ein Unterschied und eben nicht gleichgültig, ob ein Behandler ohne Beziehung zum Behandelten, vielleicht noch mit kalten, feuchten Händen anfaßt oder ob er in liebevoller Hinwendung mit weichen, warmen Händen die Behandlung durchführt.

Es besteht ein Unterschied in der Wirkung beim Patienten und in der Wahrnehmungsfähigkeit des Behandlers, ob sich dieser *nur* mit erkrankten Gewebestrukturen in einem eng begrenzten Gebiet abgibt oder ob er sich über dieses hinaus zusätzlich mit der ganzen Person des Patienten befaßt. Nun werden manche Leser einwerfen, das sei nichts Neues, diese Einstellung hätten andere Behandler auch.

Das Neue ist, daß durch die Psychotonik die Fähigkeit, sich auf den Patienten einzustellen, lehr- und lernbar wird und also vom Behandler bewußt eingesetzt werden kann.

Dadurch wird er auch in seiner Impulssetzung eindeutiger, und die Reaktionen können in der Folge eindeutiger wahrgenommen und beurteilt werden, sie werden auch reproduzierbar. Neu an der psychotonischen Arbeit ist außerdem, daß die den Patienten meinende Einstellung des Behandlers und die stete Aufforderung an den Patienten, sich auf den Behandler zu beziehen, wichtige und wesentliche Bestandteile der Atemmassage sind.

Die Lehrweise von *Volkmar Glaser* hat meine Behandlungsweise insofern verändert, als ich durch die Kenntnis der Zusammenhänge und durch die praktische Anwendung der psychotonischen Prinzipien ein ganz anderes Verhältnis zu mir und zu meinen Patienten bekommen habe. Ich kann mich als Person besser und vor allen Dingen bewußter einsetzen, kann den Patienten und seine Reaktionen besser beurteilen und damit die Therapie besser dosieren.

Die psychotonische Arbeit ist eigentlich keine eigenständige neue Heilweise, sondern eine Ergänzung und Erweiterung bestehender, menschengemäßer Behandlungsweisen. So ist auch die Atemmassage nach *Glaser* eine Erweiterung der Massage. Nochmals, wenn man ganzheitlich behandeln will, muß man auch eine Beziehung zum ganzen Menschen herstellen und nicht nur zu einem kleinen Teil davon. Eine notwendige Teilbehandlung sollte immer mit einem ganzheitlichen, den Patienten meinenden und aufrufenden Bezug durchgeführt werden.

Die meisten Leibtherapien beginnen mit dem ‚In-Sich-Hinein-Spüren', mit dem Erspüren der eigenen Leiblichkeit. Die Atemarbeit nach *Volkmar Glaser* beginnt mit dem ‚Aus-Sich-Heraus-Spüren', mit dem Erspüren des anderen Menschen, der Umwelt, in der Behandlungssituation ist dies der Behandler. Das bedeutet, aus seiner Introvertiertheit herauszukommen in eine Extrovertiertheit im positivsten Sinne; die Beziehung zur Umwelt, die seelische, geistige Einstellung zu verändern.

Das seelische Befinden eines Menschen ist maßgebend für den Tonus seiner Muskulatur.

Angst, Kummer, Schmerz, Antipathie o.ä. wird die Muskulatur verkürzen, verhärten, den Tonus erhöhen. Der Mensch zieht sich von der Umwelt zurück, wird introvertiert. Vertrauen, Freude, Sympathie o.ä. läßt die Muskulatur weicher und länger werden; der Tonus wird anpassungsfähiger. Der Mensch verbindet sich mit der Umwelt, wird extrovertiert.

Jede Einwirkung auf das seelische Befinden bringt deshalb eine Tonusveränderung der Muskulatur mit sich. Nicht nur bei der Skelettmuskulatur, der willentlich beeinflußbaren Muskulatur, sondern auch bei der Eingeweidemuskulatur, der nicht vom Willen des Menschen abhängigen und beeinflußbaren Muskulatur. Somit erstreckt sich der seelische Einfluß auch auf die Atemmuskulatur.

Bei einem auf sich bezogenen Menschen, einem ängstlichen Menschen, findet man eine ebenso gehemmte, in der Amplitude kleine Atemweise, verbunden mit einer geringen Atemfrequenz und mit langen Atempausen. Eine solche Atmung hat Rückzugs-Charakter.

Bei einem auf die Umwelt bezogenen Menschen, einem lebenslustigen Menschen, findet man eine fast ungehemmte, in der Amplitude große Atemweise, verbunden mit einer hohen Atemfrequenz und mit kurzen Atempausen. Eine solche Atmung hat Hinwendungs-Charakter.

Diese beiden geschilderten Atem- und Verhaltensweisen sind, wenn sie so einseitig und für längere Zeit bei einem Menschen beobachtet werden, mit Sicherheit pathologisch. Die Therapie würde hier einen gesunden Wechsel von Spannung und Entspannung, eine Spannungsbalance, eine Ausgewogenheit, ein eutones Verhalten zum Ziel haben. Eine seelische Stimmungsbalance bewirkt auch eine körperliche Muskelbalance, sie findet ihren Ausdruck in der Atmung, in der Körperhaltung und in der Bewegung. In allem Dynamischen ist es erfahrbar, in allem Statischen ist es sichtbar.

Aufgrund der von *Volkmar Glaser* entwickelten Rückendiagnostik ist es möglich, über die allgemeine medizinische Befunderhebung – visuell, palpatorisch, die Beweglichkeit prüfend usw. – hinaus, sich ein Bild vom momentanen Zustand des Patienten zu machen. Der gut geschulte Behandler vermag durch die genaue Beobachtung von Atemansatzpunkt, Atemausbreitung, Atemamplitude und Atemfrequenz Rückschlüsse auf den momentanen seelischen Zustand des Patienten zu ziehen. Auch ist aus der Körperform abzulesen, wie die übliche Verhaltensweise ist; seine Möglichkeit, mit der Umwelt, mit von außen einwirkenden Belastungen sowie mit sich, mit selbst erzeugten Belastungen, fertig zu werden. Was sich im Laufe des Lebens aus dem Dynamischen in das Statische konfiguriert hat, kann man als das Spiegelbild des Psychischen im Physischen ablesen.

In der Atemmassage kennen wir lockende und fordernde Massagegriffe. Lockende Griffe, um den Patienten aus seiner Kontaktlosigkeit herauszulocken, ihn zu einem Kontakt zum Behandler aufzufordern, Überspannungen loszulassen, den Atem einströmen zu lassen. Fordernde Griffe, damit er lernt, mit Umweltbelastungen fertig zu werden, ohne sich von der Belastung zurückzuziehen, sich einigelnd auszuharren oder Widerstand zu leisten, sondern der Belastung zu begegnen und sie zu meistern, was sich im freien Atem und guten Tonus der Muskulatur zeigt.

Bei allen Haltungsanomalien, fixiert oder noch nicht fixiert, bei Kyphosen, Lordosen, Skoliosen und den diversen Verbindungen dieser Fehlhaltungen, spielt die seelische Dysbalance eine große Rolle. Ich möchte behaupten, daß eine seelische Dysbalance die primäre Ursache für die Verformung des physischen Leibes ist. Selbstverständlich kommen körperliche Ursachen sekundär noch dazu, damit diese Fehlhaltungs- und Fehlverhaltungs-Bildung sichtbar wird.

Die Atemarbeit von *Volkmar Glaser* hat nun für mich ganz entscheidende Impulse gegeben, bei der Behandlung eben dieser Haltungsanomalien. Es wurde mir klar, daß rein körperlich orientierte Behandlungsmaßnahmen unvollkommen und für den Patienten sowie auch für den Behandler unbefriedigend bleiben müssen. Eine nur körperlich orientierte Behandlung kann eben nur die sekundär sichtbar gewordenen Fehler zu beseitigen versuchen, nicht aber oder nur unvollkommen die primäre Ursache, die seelische Dysbalance. Ich konnte feststellen, daß alle mit Haltungsfehlern behafteten Menschen ein gestörtes Verhältnis zu ihrer Körpergrenze haben und zwar in aller Regel partiell unterschiedlich.

An kyphotischen Stellen, an konvexen Ausbuchtungen des physischen Leibes ist Kontakt zum Behandler und darüber hinaus zur Umwelt leichter herzustellen. Das ist unter anderem sicht- und tastbar an einer im Verhältnis zum gesamten Körper besseren Atempräsenz an diesen Stellen.

Bei lordotischen Stellen, bei konkaven Einziehungen des physischen Leibes, ist ein Kontakt zur Hand des Behandlers anfänglich unmöglich. Sicht- und tastbar ist hier keine, häufig sogar eine negative Atempräsenz, das heißt, die konkave Körperstelle zieht sich bei der Einatmung sogar noch weiter ein, ein paradoxes Atemverhalten. Der Patient flieht also – in diesem Gebiet – vor der Umwelt.

Für die Therapie heißt das nun, hier einen Ausgleich zu schaffen. Das bedeutet, über Körperstellen mit geringem oder gar keinem Umweltbezug muß ein Transsensus und als Ergebnis davon ein Obtentus aufgebaut werden. An Körperstellen mit fixiert übermäßigem Umweltbezug kann über den Aufbau eines generellen Transsensus die Muskulatur elastischer reagieren, wodurch die Überdehnung ausgeglichen wird und wieder einheitlich gefühlt und agiert werden kann.

Die Behandlung dieser Patienten beginne ich immer mit dem verbal-taktilen Eutonieaufbau, welcher dann je nach Kontaktvermögen, in die Atemmassage übergeht. Nach anfänglich lockenden Massagegriffen werden von mir fordernde – den Patienten in seiner Aktivität herausfordernde – Atemmassagegriffe angewandt. Es kommen den Zustand stabilisierende, die Skelettmuskulatur kräftigende, willentlich einsetzbare Übungen dazu. Bei langjährigen Beschwerdebildern wende ich auch Massagegriffe der klassischen Massage oder andere Massagetechniken an, um zusätzliche Muskelhärten und Myogelosen zu beseitigen, aber auch diese immer in einer ganzheitlich kontaktenden Einstellung. Auch wärmende Maßnahmen fördern – wenn sie für den Patienten mit einem angenehmen Gefühl verbunden sind und er sich also gerne der Wärmequelle zuwendet – seine Kontaktausweitung und mithin eine Veränderung des gesamten Muskeltonus. Es kommt darauf an, den Patienten sensibel für diese Dinge zu machen; ihn anzuregen, bewußt die therapeutischen Maßnahmen wahrzunehmen und zu begleiten. Wenn er einen Behandlungserfolg haben will, darf der Patient nicht nur ein passiv daliegender, konsumierender, vom Therapeuten Gesundheit fordernder Mensch sein. Der Heilungsuchende muß zur Erkenntnis gebracht werden, daß jede therapeutische Maßnahme, sei es eine Atemmassage, aber auch Massagen jeder Art, hydrotherapeutische Maßnahmen, Gymnastik jeder Art, ja selbst Medikamente aus dem Naturbereich usw. nur ihre volle Wirkung erreichen kann, wenn der Patient sich diesen verabreichten Behandlungsweisen zuwendet und die Wirkung bewußt begleitet.

In unserer jetzigen Konsumzeit wird von der reinen Materie zu viel Wirkung erwartet. Ist die Therapieform appliziert, dann muß sie von selbst eine möglichst schnelle Wirkung zeigen. So ist die Meinung vieler Menschen. In der Regel möchte der Patient selbst unbeteiligt sein, es genügt ihm schon, wenn er die Zeit opfert und etwas über sich ergehen läßt.

Diese Einstellung gilt es umzuändern!

Der Heilungsuchende muß durch ein kontaktendes Verhalten des Behandlers angeregt werden, sich ebenfalls kontaktend dem Behandler und darüber hinaus der Umwelt zu nähern. Indem er sich auf alles, was sich außerhalb der eigenen Körperlichkeit befindet, bezieht, wird er seine seelische Verballung auflösen. Dadurch gelingt es, die Fixierung auf den Ort des Schmerzes, einer Unpäßlichkeit abzuwenden.

Der Heilungsuchende wird durch den verbal-taktilen Eutonieaufbau, durch die Atemmassage wieder angeschlossen an die Umwelt, er wird wieder zum Mitmenschen. Er lernt mit dem kontaktenden Verhalten bewußt umzugehen, sich der Umwelt zu öffnen, wenn er will, aber auch sich zurückzuziehen, wenn er meint, daß das für ihn im Moment richtig und notwendig sei. Er wird zur Persönlichkeit innerhalb der menschlichen Gemeinschaft. Für den Körper bedeutet das, vom Blutstrom durchpulst zu sein, eine eutone Spannungsbalance zu haben. Für die Seele bedeutet das eine positive Lebenseinstellung, ein Wohlgefühl, Zufriedenheit mit sich und der Umwelt. Für den Geist bedeutet das, die Möglichkeit zur Entwicklung zu haben, denn er wird ja nicht mehr durch Unpäßlichkeiten oder gar Schmerzen vom physischen Leib festgehalten. Eine Gesundung des ganzen Menschen ist das Ziel dieser Atemarbeit.

Volkmar Glaser hat einen bedeutenden Weg aufgezeigt, er hat uns das Rüstzeug mitgegeben, wir als seine Schüler müssen diesen Weg gehen, jeder auf seine Art und auf seinem gewählten Gebiet, als Mitmensch und als Therapeut für die anderen Menschen. Der Mensch ist des Menschen natürlichste Therapie.

Psychotonische Arbeit in der Physiotherapie[1]

von *Jeannette Klop*

Als Physiotherapeutin aus den Niederlanden war ich anderthalb Jahre in der BRD tätig. In dieser Zeit lernte ich die Ansichten von *Volkmar Glaser* kennen, die ich seither immer mehr in meine Arbeit einbaue, oft fast unbemerkt einfließen lasse.

Ich arbeite jetzt in meiner eigenen Praxis in Haarlem im Bereich der Geburtsvorbereitung, der sportlichen Prävention und Posttraumata, der prä- und postoperativen Betreuung, der Orthopädie, Rheumatologie, Neurologie, Kardiologie, vegetativer Dysfunktionen und Atemkrankheiten. Daneben bin ich an einer Schule für geistig Behinderte tätig und begleite bei Sportereignissen wie Tanzworkshops oder dem Domino-Weltrekord.

In meinen Ausführungen beschränke ich mich auf die Behandlung von Menschen mit vorwiegend körperlichen Beschwerden oder spezifischen Schwierigkeiten in u.a. einer bestimmten Lebensphase, wie sie mir von Ärzten in meine Praxis geschickt werden. Was auch immer der psychische Hintergrund der Beschwerden sein mag, mein erster Ansatzpunkt ist dabei immer der somatische. Schmerzen und Bewegungseinschränkungen in den verschiedensten Erscheinungsformen sind ohnehin in den weitaus meisten Fällen der Anlaß, aus dem diese Menschen zu mir kommen. Einschränkungen in der Funktionsfähigkeit sind immer auch Einschränkungen im Umweltkontakt. Als erfolgreich bezeichne ich deshalb eine Behandlung, wenn diese Funktions- *und* Kontaktfähigkeit wieder hergestellt werden kann.

Am wichtigsten bei der ganzen Behandlung ist mir die Atmosphäre, in der alles geschieht. Ich meine damit nicht nur die Atmosphäre des Behandlungsraumes (Licht, Wärme, Farbe usw.), sondern auch und in noch größerem Maße mein Verhalten dem Patienten gegenüber. Nur wenn er meine Zuwendung spürt, kann er Vertrauen aufbauen und kann die Behandlung erfolgreich sein. Was ich tue ist wichtig, aber wie ich es tue noch mehr!

Beeinflussung von Atem und Tonus

Atem und Tonus ändern sich dauernd und sind abhängig von der jeweiligen Situation und davon, wie der Betreffende sie erlebt. Der Mensch ist nicht denkbar ohne Umwelt, er ist immer in Interaktion und zwar sowohl passiv, wie aktiv, ja superaktiv. An der Erscheinungsform von Atem und Tonus kann man wahrnehmen, wie ein Mensch in der Welt steht. Umgekehrt kann eine Beeinflussung von Atem und Tonus dieses in-der-Welt-Stehen bewußt oder unbewußt ändern, und es werden durch eine Änderung dieses in-der-Welt-Stehens Atem und Tonus verändert. Wichtig ist, daß dabei weder Atem noch Tonus bewußt angesprochen werden. Denn wie an anderen Stellen ausführlich dargelegt, wird nur im Transsensus, also Umweltbezug, und nie in der Rückbezüglichkeit, eine optimale Tonisierung und situationsgerechter Atem erreicht.

Wenn z.B. ein Patient mit Schulter-Armsyndrom seinen Arm abduzieren soll, ist er auf seine Schmerzstelle zurückgeworfen und wird in den meisten Fällen aus Angst vor diesen verkrampfen. Besser geht es, wenn ich ihm vorschlage, mich zur Seite zu schieben, oder einen Ball wegzurollen. Wenn er sich auf dieses Angebot einläßt, wird er nicht nur von der Schmerzstelle abgelenkt – ‚Oh, ich habe gar nicht auf meine Schmerzen geachtet.' – sondern durch seine Bezugnahme auf mich, den Ball, vortonisiert, wodurch die nachfolgende Tätigkeit selbst leichter fällt.

Auch bei Kraftverlust, etwa aus neurologischem Grund, wirkt diese Vortonisierung durch Transsensus gut. So würde ich z.B. zum Bauchmuskeltraining nie mehr einen Patienten auffordern, aus der Rückenlage langsam zum Sitzen zu kommen und sich wieder langsam hinzulegen. Viel bessere Erfahrungen habe ich gemacht, wenn ich ihm anbiete, sich auf dem Rücken liegend vorzustellen, er hätte ein Licht an der Stirn, mit dem er zur Decke strahlen kann. Er soll nun eine Lichtspur an Decke und gegenüberliegender Wand entlang und wieder zurück ziehen. Er wird zur gleichen Bewegung aufgefordert, aber sie geschieht in einer anderen Einstellung. Seine Kreativität wird angeregt, und sogar über die Vorstellung stellt er einen Außenbezug und also vortonisierenden Transsensus her. Die Aktion fällt ihm leichter, ohne den Atem anzuhalten oder sich zu verkrampfen. Was ich tue ist wichtig, aber wie ich es tue noch mehr!

Wir haben gesehen, daß Transsensus aufgebaut wird im Bezug auf Personen, Gegenstände und sogar über die Vorstellung.

Meistens untersuche ich einen Patienten, ehe ich mit der Behandlung anfange. Wie er sich bewegt, welche Haltung er hat (skoliotisch, kyphotisch usw.) und welche Muskeln sich vorwiegend daran beteiligen, wann und seit wann Schmerzen auftreten usw. Bei dieser Anamnese tritt schnell Rückbezüglichkeit auf. Also habe ich mir angewöhnt, ihn dazwischen nach seinen Interessen, Freizeitbeschäftigungen etc. zu fragen. Dadurch vermittle ich ihm, daß ich ihn als ganzen Menschen kennenlernen möchte und nicht nur als Träger seiner Beschwerden. Es entsteht schneller eine vertrauensvolle Atmosphäre.

Statt ihn nur vor mir stehen zu lassen, baue ich auch viele auslösende Bewegungssituationen ein. Ich werfe ihm z. B. einen Ball zu und achte darauf, welche Bewegung er macht, welche Kei ra ku-Charakteristika auftreten, wie reagiert der Atem usw.

Atemmassage

Oft schließe ich daran eine Atemmassage an. Ich kann dabei seinen Rücken beobachten auf Atembewegung, Atemansatzpunkt und Ausbreitungsgebiet. Das gibt mir Auskunft über sein aktuelles Umgehen mit der Situation. Die muskuläre Gestaltung und die Form des Rückens weisen auf sein gewordenes, sein übliches Verhalten hin. Diese von *Volkmar Glaser* entwickelte Rückendiagnose ist sonst bei Physiotherapeuten unbekannt. Sie ist aber sehr nützlich:

Angenommen ein Patient mit LWS-Beschwerden zeigt einen erhöhten Tonus der Rückenmuskulatur lumbal sowie Neigung zum Hohlkreuz, den Atemansatz im Mittelthorakal mit Ausbreitung nach oben. Wenn ich im klassischen Sinn gleich da anfasse, wo er Schmerzen hat, also im LWS-Bereich, würde er sich wegziehen oder vielleicht durchhalten, sich also verspannen. Da ich weiß, daß Menschen allgemein fähiger sind, Kontakt aufzubauen im Bereich des Atemansatzes, biete ich meine Hand zuerst da an, also mittenthorakal. Seine Hinwendung merke ich daran, daß er sich an meine Hand anschmiegt, sein Atemansatz tiefer liegt, der Atem selbst gleichmäßiger im Rhythmus und sogar die lumbale Tonuserhöhung ausgeglichener wird. Alles Zeichen, daß er sich zunehmend auf mich einstellt, weitet und sich dabei wohler fühlt. So kann ich noch besser und mit unterschiedlichen Intentionen (locken, fordern, schwingen) anfassen und mit der Zeit auch im schmerzenden LWS-Gebiet. Falls erforderlich, kann ich jetzt mit spezifischen physiotherapeutischen Techniken den sakro-lumbalen Übergang mobilisieren.

Bei sehr starken Schmerzen, wie z. B. in fortgeschrittenem Stadium bei Krebs, können wir zwar am Krankheitsverlauf meistens wenig ändern, aber umso mehr zur Schmerzlinderung beitragen, das Gefühl des Wohlbefindens fördern. Auch da fasse ich an einer eher schmerzfreien Stelle an, den ganzen Menschen meinend weite ich meinen Raum auf ihn aus. In diesem gemeinsamen Raum begleite ich die Atemschwingung des Patienten ohne zu lenken, locken oder fordern. Nur ihm ein Gefühl der Geborgenheit vermittelnd wird er induzierend zur eigenen Weitung angeregt. Auch wenn es nicht so aussieht, dieses ruhige, den Patienten meinende Da-sein *ist* Behandlung und wirkt beruhigend zum Beispiel in der Sterbebegleitung, vertrauensbildend und lösend auch in der Arbeit mit zerebral geschädigten Kindern.

Neben der beschriebenen Arbeit am Atem, also ohne daß dieser beim Patienten bewußt wird, wende ich gerne auch andere psychotonische Behandlungsformen an:

- Kommunikatives Bewegen
- Verbal-taktilen Eutonieaufbau.

Diese Formen sprechen natürlich auch den ganzen Menschen an und also wie die Atemmassage den Atem und den Tonus.

Kommunikatives Bewegen

Sich zusammen mit einem Partner zu bewegen geht nur gut, wenn beide nicht auf sich gerichtet sind, sondern sich in das gemeinsame Bewegen einlassen. Transsensus und eine gute Vortonisierung, von der aus dann die erforderliche Bewegung durchgeführt werden kann, werden dadurch automatisch angebahnt. Eine Kontrolle ist dabei umso besser eingebaut, je schwieriger die Aktion allein auszuführen ist. Zum Beispiel wenn sich zwei Übende Rücken an Rücken hinsetzen und wieder aufstehen sollen. Wenn jeder für sich handelt, werden sie Schwierigkeiten haben und kippen, es gelingt aber viel müheloser, wenn sich jeder als Teil der neuen Zwei-Einheit fühlt und also sowohl seine eigene als auch die Bewegung des Partners einbezieht. Die Übung macht so auch viel mehr Spaß.

Dieses Prinzip des Kommunikativen Bewegens, das in der psychotonischen Arbeit gern eingesetzt wird, wirkt in jeder Alltagssituation, wenn sich Menschen gemeinsam bewegen. In jeder non-verbalen oder verbalen Kommunikation geht es um dieses sich gegenseitig wahrnehmen und aufeinander reagieren. Das gelingt umso besser, je mehr man aufeinander bezogen ist.

Mit Kommunikativem Bewegen habe ich bei den unterschiedlichsten Krankheitsbildern gute Erfahrungen gemacht.

Bei orthopädischen Beschwerden wie ‚frozen shoulder' (Periarthritis humerscapularis) mit schmerzhaften Bewegungseinschränkungen durch Kapselverklebung oder falsche Bewegungsstereotypien: Traditionell würde ich den

Patienten lehren, seine Schulter bewußt nach hinten zu halten und nach unten zu drücken, während er seinen Arm anhebt. Eine ziemlich komplizierte Bewegungsdirektive. Kommunikatives Bewegen, und also die Fähigkeit, sich auf jemand anderen einzustellen, bewirkt in diesem Fall eine gute Vortonisierung, von der aus dann auch die Kapsel gelöst werden kann: Ich fordere den Patienten auf, meine Hand mit der Hand seiner kranken Schulter zu fassen und zu bewegen. Wenn das gut geht und wir alle Bewegungsmöglichkeiten durchgegangen haben, wird er aufgefordert, meinen Unterarm bis zum Ellenbogen, meinen ganzen Arm aus der Schulter heraus zu bewegen. Um mich zu bewegen, im letzten Stadium meinen Arm aus der Schulter heraus zu bewegen, muß er diesen auch bewußtseinsmäßig ergreifen, also seinen Raum soweit ausdehnen, und er muß zudem *seinen* Arm aus der Schulter heraus in verschiedenen Richtungen bewegen. Auf der Basis der Vortonisierung gelingt ihm dies auch leichter, die Bewegungsstereotypie wird ausgeglichener, die Schmerzen gelindert. Wenn er in dieser Einstellung bleibt, also der Achtsamkeit, mich jeden Augenblick zurückbewegen zu können, kann ich darüber hinaus seinen Arm bewegen, d. h. sein krankes Schultergelenk mobilisieren, z. B. durch leichte Traktion. Auch diese Manipulation wird müheloser und schmerzloser durch die Vortonisierung, durch den Wegfall von Angst, da das ganze unter dem Motto ‚gemeinsam Bewegen' oder ‚Bewegen-Gegenbewegen' beinahe spielerisch geschieht. Ich habe die Erfahrung gemacht, daß durch diese Arbeitsweise physiotechnische Nachbehandlungen weggelassen werden können.

Gute Erfahrungen mit Kommunikativem Bewegen habe ich bei cerebral-neurologischen Problemen, bei Hemiplegikern gemacht, wo in dieser Einstellung gemeinsames Bewegen in der nicht spastischen Richtung geübt werden kann. Es ist schwierig und fast unmöglich, bei Hemiplegikern Extensionsspasmus über das bewußte Bewegen des Beines anzugehen. Ich kann einem solchen Patienten aber meine Hand aufs Knie legen und ihn auffordern, diese zu bewegen. Wenn ihm das gelingt, d. h. wenn es ihm gelingt, meine Hand gefühlsmäßig zu erfassen, geht schon von dieser Raumausweitung eine Vortonisierung und allgemeine Lösung und Normalisierung aus, welche auch die Hüfte und das ganze Bein positiv beeinflußt und die geführte Bewegung ermöglichen kann.

An der Schule für geistig Behinderte arbeite ich mit einem elfjährigen Jungen, der ab und zu Einsicht hat in seinen geistigen Zustand und in solchen Momenten sehr leidet. In der Regel bewegt er sich, obwohl ohne Schwierigkeiten, sehr steif. Über Transsensusaufbau und Kommunikatives Bewegen, das er schnell begriff und das ihm viel Freude bereitet, wurden seine Bewegungen viel geschmeidiger und leichter. Mit der Zeit konnte er diese Geschmeidigkeit auch auf tägliche Bewegungssituationen übertragen. Das geschah völlig spontan, ohne daß ich es angeregt hatte. Wir besprachen ein paar Sitzungen später dieses Phänomen und zogen die Parallele zu seinen mentalen Schwierigkeiten, daß es auch das ‚Nachdenken' erleichtern würde, wenn er es statt auf sich auf die Umwelt richtet. Mit Gedanken spielen, ihre Richtung verändern zu können, gefiel ihm sehr gut als Möglichkeit, die traurigen Momente der Einsicht zu überwinden.

Verbal-taktiler Eutonieaufbau

Es ist oft sinnvoll, einen Patienten zu lehren, wie er bewußt einen Transsensus aufbauen kann, damit er alles, was passiert, im Kontakt mit seiner Umgebung elastisch abfangen kann, sich nicht aus seinem flexiblen Gleichgewicht herausbringen läßt und auch negative Einflüsse als weniger störend empfinden kann, wenn er sie in seinen Raum einbezieht. Eutonie heißt hier: die Ausweitung des eigenen Raumes und dadurch die Spannung, die notwendig ist, um gut funktionieren zu können, aktiv in der Welt zu sein, glücklich und freudig zu leben. Die Transposition vom eigenen Körper in Lebenssituationen gehört eigentlich in den Bereich der Psychotherapie, kann aber gerade mittels des verbal-taktilen Eutonieaufbaus gut angebahnt werden.

Frau S.

Aufgrund einer gestörten vegetativen Regulierung der Blutgefäße an der Halswirbelsäule hat Frau S. Schwindelanfälle. Jedesmal, wenn sie sich aufregt oder eine Leistung vollbringen muß. Sie kennt diesen Zusammenhang, kann es aber nicht ändern.

Ich hätte sie u. a. mit Bindegewebsmassage behandeln können, doch wählte ich den verbal-taktilen Eutonieaufbau: Mit dem Ziel, besser mit den auslösenden Situationen umgehen und die Spannung auf eine natürliche Weise elastisch abfedern zu können, arbeiten wir während ca. 6 Sitzungen daran. Wir beginnen mit Belastungs- und Aggressionstest und besprechen ihre dystone Reaktion. Sie bekam u. a. Schweißausbrüche, d. h. sie reagierte zwar nicht mit dem gewohnten Schwindel, aber eben doch in verwandter Weise. Danach biete ich ihr meine Hand auf ihrem Rücken an und fordere sie auf, diese wahrzunehmen und dann fortschreitend über den Arm etc. ihren Raum auf mich auszubreiten. Dieses Ausweiten ihres Raumbewußtseins zeigt sich mir an der Veränderung ihres Tonus und Atems und induktiv an einer Veränderung meines eigenen Tonus (vgl. *Glaser* 1980). Dadurch kann ich sie ständig kontrollieren. Es gelingt ihr bald sehr gut, und sie kann den abschließenden Belastungs- und Aggressionstest gut abfangen. Dadurch ist ihre gesamte Muskulatur tonisiert, auch die vom vegetativen Nervensystem innervierte der Blutgefäße an der Halswirbelsäule. Wir können die Parallele ziehen zu den Lebenssituationen, die bei ihr die Beschwerden auslösen, so daß sie sich auch darauf einstellen, ausweiten kann. Die Schwindelanfälle traten dann nicht mehr auf.

Frau H.

Frau H. kam wegen Spannungen im Nacken-Schulter-Bereich zu mir; sie hatte Schwierigkeiten, ‚nein' zu sagen und sich ohne Schuldgefühle durchzusetzen. Das zeigte sich vor allem in Konfliktsituationen mit ihrem Freund, mit dem sie zusammenlebte. Aus der Rückendiagnose, einer starken Einziehung im LWS-Bereich, wurde eine Trennung zwischen oben und unten deutlich, zwischen Kopf und Gefühl, Bewußtem und Unbewußtem.

Wegen ihres Interesses an ihrer eigenen Persönlichkeit und Reaktionsweise und an meiner Arbeit wählten wir die Behandlung mittels Eutonieaufbau, aber auch weil dieser beide Sphären gemeinsam anspricht. Die scharfe Trennung von Kopf und Gefühl bestätigte sich während der Arbeit wiederholt. Sie wollte die Aufgabe lösen, sie wollte fühlen und den Raum ausweiten, und oft war dabei der Wille schneller als die wirkliche Wahrnehmung, obwohl auch das umgekehrte vorkam, daß sie den Raum bereits erweitert hatte, ohne es selbst wahrzunehmen. Beides verminderte sich mit der Zeit und kam immer mehr in Übereinstimmung. Das zeigte sich eindrücklich daran, daß sich die starke Einziehung im LWS-Bereich auffüllte.

Wichtig für ihre psychische Problematik war die Besprechung der Reaktion auf Belastungs- und Aggressionstest. Nach dem Eutonieaufbau reagierte sie viel elastischer auf meine „Angriffe". Sie traute sich, Emotionen zuzulassen, d. h. die Wut über den Aggressionstest; in unserem gemeinsamen Raum war auch dafür Platz, und sie erfuhr, daß sie mir damit nicht weh tat. Auf ähnliche Weise lernte sie mit Belastungen umzugehen. Die Erfahrungen der Behandlung übertrug sie bald auf verschiedene Alltagssituationen. Durch diese und die Erfahrung, daß sie selbst bestimmten konnte, wie weit sie ihren

Raum aufbauen wollte, wurde sie selbstsicherer und verlor auch die übertriebenen Schuldgefühle. Mit zunehmender Sicherheit und Selbständigkeit konnte sie die unbefriedigende Beziehung zu ihrem Freund lösen.

Zusammenwirken der verschiedenen Möglichkeiten

Die drei vorgestellten Arbeitsinstrumente Atemmassage, Kommunikatives Bewegen und verbal-taktiler Eutonieaufbau müssen aber nicht fein säuberlich getrennt angewandt werden. Sie können sich im Gegenteil gut ergänzen, wenn z.B. ein Weiterkommen auf einem Weg nicht mehr möglich ist.

Frau T.

Frau T. litt unter Hyperventilation, und weil sie gehört hatte, daß ich ‚etwas mit dem Atem mache', kam sie zu mir. Sie hatte eben 10 krankengymnastische Behandlungen hinter sich wegen Armbeschwerden (Schmerzen am Deltoidansatz). Außerdem befand sie sich wegen depressiver Neigungen in psychologischer Behandlung, Gesprächstherapie mit Entspannungsübungen; auch nahm sie regelmäßig Antidepressiva.

Frau T. lebte in einer schwierigen Wohn- und Familiensituation an einer verkehrsbedingt sehr lärmigen Straße, was sie nervlich sehr belastete; ihr Schwiegersohn, der im gleichen Haus wohnte, hatte sie mehrmals tätlich bedroht.

Mein erster Eindruck von ihr: Eine sehr labile Frau, irgendwie auf der Suche nach Halt, aber dennoch nicht bereit, mir gleich zu vertrauen. Nachdem ich auf ihre Fragen einiges über meine Arbeitsweise erklärt hatte, bot ich ihr eine Atemmassage an, so konnte ich ihren Rücken betrachten. Ihr sehr profilierter Rücken und der hohe Atemansatz wiesen übereinstimmend auf eine gewisse Kopfbetonung. Der unruhige Atemverlauf zeigte ihre aktuelle Unsicherheit. Eine Atemmassage in vorwiegend umfassender und allenfalls lockender Intention schien mir angezeigt, um ihr Vertrauen zu gewinnen. Dreimal habe ich sie in dieser Weise behandelt. Langsam aber sicher wurde sie mir gegenüber offener, sie fühlte sich allmählich weniger eingeengt, und die Hyperventilation verschwand während dieser ersten Behandlungszeit. Ihre Gedanken, d.h. ihre Einstellung zu sich und ihrer Situation, wurden positiver.

Daraufhin habe ich sie mittels des verbal-taktilen Eutonieaufbaus gelehrt, wie sie sich selbst bewußt weiten kann, um sich in dieser Weise besser zu fühlen. Während der folgenden 4–5 Sitzungen bemerkte ich öfter, daß sie viel zu schnell aufbaute. Die Weitungshilfe meines Armes, meines Körpers benutzte sie gierig als Halt. Es wurde dann wichtig, ihre Eigenständigkeit anzusprechen, ohne daß sie sich wieder in sich zurückzog.

Es gelang ihr auch, die Parallele zu ihrer Situation zuhause zu ziehen und diese zu verbessern, doch hielt dies nicht lange an. Wegen wiederkehrender Schmerzen im Arm bat sie um deren Behandlung. Wir fügten also zwei Atemmassagen ein. Mein Eindruck war, daß sie, nachdem sie in den vergangenen Sitzungen ‚gearbeitet' hatte, ‚verwöhnt' werden, meine Zuwendung erneut spüren mußte, um das geschwundene Vertrauen in sich selbst und in mich wieder aufzubauen. Das geschah dann auch tatsächlich schnell. Aus der Atemmassage leiteten wir Kommunikatives Bewegen mit dem schmerzenden Arm ab. Eine Mischung aus Kommunikativem Bewegen und Eutonieaufbau bewirkte sowohl eine Linderung der Schmerzen als auch eine Stabilisierung ihres Allgemeinbefindens, so daß sie die verbliebenen Alltagsschwierigkeiten nicht mehr so angriffen wie zuvor. Wir kamen überein, die Behandlungsserie zu beenden, allerdings mit dem Angebot, daß sie jederzeit zu mir zurückkommen könne. Doch hat sie davon noch keinen Gebrauch gemacht.

Zum Abschluß muß ich betonen, daß meine Beispiele unbedingt als Einzelbeispiele verstanden werden müssen und nicht ohne weiteres übertragbar sind. Jeder Patient ist anders und braucht eine andere Behandlung. Nur wenn der Therapeut dies anerkennt und sich auf ihn einläßt, wird er die ‚richtige' Behandlungsform finden können. Nur wenn ich in dieser Offenheit den Patienten in seinem So-Sein annehme und mich in meinem So-Sein zur Verfügung stelle, kann ich auch im übertragenen Sinn berühren und berührt werden.

---

[1] In den Niederlanden umfaßt das Arbeitsgebiet der Physiotherapie Krankengymnastik, Massage und Physiotechnik. Die Behandlungsmöglichkeit der Physiotechnik lasse ich in meinen Ausführungen außer Betracht.

Die Anwendung der Atemtherapie nach Glaser auf die Gruppe der motorischen Störungen

von *Elfriede Ertl* und *Walter Hauke*

Die Behandlung der motorischen Störungen gehörte seit der Gründung zu den Arbeitsgebieten der Psychosomatischen Klinik Windach. Bereits in ihrem Übersichtsartikel von 1983 verwenden *Kosarz et al.* bei der katamnestischen Betrachtung die Daten von 77 Patienten mit motorischen Störungen. Die Tendenz war seitdem eher noch zunehmend, so daß wir heute auf Erfahrungen mit weit über hundert Patienten aus diesem Indikationsgebiet zurückblicken können.

Unter „motorische Störungen" verstehen wir im folgenden vor allem die Gruppe der sogenannten fokalen Dystonien, die unter der ICD-Klassifikations-Nr. 306.0 zusammengefaßt werden:

Torticollis spasticus
Blepharospasmus
Schreibkrampf
Gangstörung
Schluckstörung
Blasenstörungen

Viele der Regeln der Behandlung dieser Störungen gelten auch bei Spannungskopfschmerz und ähnlichen Beschwerden. Wir stellen dennoch die eben genannten 6 Indikationen bei unserer Betrachtung in den Vordergrund, weil sich die Patienten mit diesen Störungen neben oftmals vorhandenen Eigenheiten wie starke Leistungshaltung, Alexithymie usw. vor allem durch eine ernste Beeinträchtigung des Körperempfindens auszeichnen und weil wir deshalb vor einigen Jahren damit begonnen haben, diese Störungsbilder nach den *Glaser*schen Prinzipien zu behandeln.

1. Der Krankheitsverlauf der motorischen Störungen

Abgesehen von der Möglichkeit, daß diese Indikationen in einem kleinen Prozentsatz der Fälle nachweislich überwiegend organisch bedingt sind (z. B. ein Blepharospasmus als Teil eines Morbus Parkinson) folgt die Entstehung einer motorischen Störung meist dem folgenden Schema:

Die Patienten neigen von Haus aus in den für sie typischen Streßsituationen zu einem etwas erhöhten Tonus bestimmter Muskelbereiche, z.B. Schulter-, Nacken- und Brustmuskulatur. Die Patienten sind sich dessen üblicherweise nicht bewußt, sie zeichnen sich durch Alexithymie aus. Befragt man z.B. Torticollis-Patienten, wann sich ihre Störung entwickelt hätte, so nennen sie üblicherweise den Zeitpunkt, an dem der Kopf zum ersten Mal schief geworden ist; erst genaue Exploration ergibt, daß schon längere Zeit vorher meist ein Zittern des Kopfes in bestimmten Situationen bestand oder noch früher eine starke Verspannung der Hals- und Nackenmuskulatur, welche meist von den nächsten Angehörigen beobachtet wurde, vom Betroffenen selber aber nicht wahrgenommen wurde. Kommt nun zu diesem allgemein erhöhten Tonus noch eine relevante Noxe hinzu, so kann sich eine motorische Störung entwickeln: Ein HWS-Trauma nach einem Autounfall mag zu einem Torticollis führen, eine durch einen Sportunfall verkürzte Sehne an der Schreibhand mag zu einem Schreibkrampf führen etc. Entscheidend ist dabei, daß zum Zeitpunkt des Vorliegens der Noxe Belastungssituationen vorliegen und andauern, so daß sich das Krankheitsbild verfestigen kann. Die Störung resultiert also daraus, daß die emotionale Anspannung zeitlich durchgängig oder fast durchgängig zu einer entsprechend starken Muskelverspannung führt. Interessant ist in diesem Zusammenhang die Frage, warum die betreffenden Patienten ausgerechnet zu dieser starken Muskelverspannung als psychosomatischem Symptom tendieren und nicht z.B. zu Bluthochdruck oder Magengeschwüren etc. Eine mögliche Erklärung hierfür ist sicherlich *Laceys* Theorie (1958), der dieses Phänomen einfach als organische Grundgegebenheit erklärt, wonach es im menschlichen Körper eben stärkere und schwächere organische Systeme gibt, wobei die schwächeren für psychosomatische Störungen anfälliger sind. Eine weitere Möglichkeit der Erklärung aber wäre die, daß das pathologische Spannungsverhalten selbst einen funktionalen Wert hat, daß es Ausdruck einer zugrundeliegenden Kommunikationsstörung ist. Mit dieser zweiten Möglichkeit wollen wir uns nun etwas genauer beschäftigen. Betont sei hierbei nochmals, daß diese Ausführungen nicht nur für Patienten mit motorischen Störungen gelten, aber daß sie bei dieser Störungsgruppe ganz besonders ausgeprägt sind.

2. Die Beschreibung basaler Kommunikationsstörungen nach der Glaserschen Systematik

Patienten aus dem Bereich der motorischen Störungen bieten für den Betrachter zunächst einmal immer das Bild einer verkrampften Haltung. Sie dokumentieren damit am deutlichsten die Verbindung von Störung des Kontakterlebens und muskulärer Anspannung sowie gestörtem Atemablauf. Bei ihnen, aber auch bei anderen neurotischen und psychosomatischen Patienten, welche unter dieser Störung leiden, wird man feststellen, daß jeder dieser Patienten ein sehr individuelles Spannungsgeschehen besitzt, das für den Patienten eine Funktion und Bedeutung in Beziehung zur Umwelt darstellt. Dieses ganz individuelle Spannungsgeschehen muß bewußt und erlebbar werden für den Patienten als Grundlage für die weitere Arbeit. Hierfür ist es notwendig, daß der Therapeut in der Lage ist, visuell und taktil das leibliche Geschehen und die aktuelle seelische Befindlichkeit des Patienten am Atemablauf und am Muskeltonus zu erkennen, damit er den Patienten später in die Lage versetzen kann, bei sich Bedingungen zu verändern, unter denen sich die Atmung natur- und situationsgerecht entfalten kann.

Einfachste Informations- und Orientierungsprozesse, die über das Wahrnehmen und Empfinden des eigenen Körpers in Beziehung zur Umwelt ablaufen, scheinen diese Patienten verloren zu haben. Dies betrifft das Kontaktempfinden des Körpers zum Boden, im Stehen, im Gehen, im Liegen, im Sitzen und auch bezüglich des Spürens in den Raum. Ein kommunikativ bedeutsamer, erlebbarer Spannungsumgang im Umweltbezug ist zunächst nicht möglich. Entspannung der Symptomatik wird zunächst punktuell erreicht durch den Einsatz der eigenen Hand, die als Spürhilfe benützt wird, oder durch Anlehnen an die Wand, Türrahmen oder Aufstützen. Das Empfindungsvermögen des Patienten bleibt dann aber auf diesen sehr kleinen Raum beschränkt, dieses Kontrollverhalten verhindert, daß der Patient ein Bezugsgefühl zum Umweltraum und d. h. natürlich vor allem zu anderen Personen aufbauen kann. Was diese Patienten verloren haben, ist die Einstellungsmöglichkeit auf den haptischen Raum, um den *Glaser*schen Begriff zu verwenden. Der haptische Raum ist der über Bewegungs- und Berührungsempfindungen erfaßbare Umweltraum. Dieser Begriff ist abgeleitet von Berühren, Ergreifen. Die Einstellung auf diesen Raum bringt den Menschen in direkte Konfrontation mit der Umwelt, ruft unmittelbar Situationsgefühle auf. Um sich in diesem Raum zu orientieren, muß der Mensch unweigerlich über sich hinausspüren und damit sein Körperschema erweitern, was *Glaser* als Transsensusfunktion benennt.

Fragt man nach den Entstehungsbedingungen einer solchen Störung, so berichten die Patienten übereinstimmend, es habe in ihrer Kindheitssituation wenig oder keine körperliche Berührung zwischen den Familienangehörigen gegeben, das emotionale Klima in der Familie sei sehr kühl gewesen usw. Obwohl man hier noch nicht vom Aufdecken einer direkten Kausalität sprechen kann, so legen doch viele Ergebnisse der neueren Entwicklungspsychologie und hier vor allem der interkulturell vergleichenden Entwicklungspsychologie nahe, daß Kommunikationsstörungen auf der Grundlage eines mangelnden körperlich-emotionalen Bezugs zwischen Eltern und Kindern entstehen können.

3. Der allgemeine Ablauf des therapeutischen Vorgehens

Mitmenschlicher Kontakt mit all seinen Spielformen des Aufeinandereingehens bestimmt unser augenblickliches Körpergefühl, also auch den Muskeltonus und die Atmung; diese Kontaktaufnahme ist verbunden mit dem Bezugsgefühl des Über-sich-hinaus-Spürens, das sich bereits beim Kleinkind entwickelt. Das Moment der Ausweitung des persönlichen Empfindungsvermögens in den Raum hinaus steht beim atemtherapeutischen Vorgehen im Vordergrund. Es bildet sozusagen den grundlegendsten Vorgang zur Therapie einer Kommunikationsstörung.

Wichtige diagnostische Eingangskriterien, welche den Therapieansatz bestimmen, lauten folgendermaßen:

a) Wie wirkt der Mensch mit seinem Bewegungsspiel, dem ganzen Körper auf den Therapeuten?
Hier kommt es besonders auf jenen Teil der Körpersprache und jene Körperbewegungen an, die von der Atmung getragen werden. Wie eindeutig ist das Kommunizieren des Patienten über seinen Körper, wie eindeutig ist der emotionale Inhalt einer Begegnung mit ihm?
Zur Groborientierung beim Verstehen dieser Körpersprache dienen uns u. a. die Ausdrucksformen des Kei ra ku-Meridiansystems (*Glaser*, 1980, S. 61).
b) Im Kontakt mit dem Patienten erhält der Therapeut durch einfühlsames Mitatmen und Handkontakt einen Eindruck über die emotionale Verhaltensweise des Patienten in der augenblicklichen Situation. Ferner bekommt der Therapeut mittels der Rückendiagnostik anhand des Muskel-

reliefs als Spiegel der Atemdominanz weitere Anhaltspunkte über die (emotionalen) Schwerpunkte, die diesen Menschen im Laufe des Lebens geprägt haben sowie über seine Entwicklungsmöglichkeiten. Mittels einer taktilen Diagnostik über die Hand kann der Therapeut z. B. empfinden, wie die Rumpfwand des Patienten sich in Abwehr gegen ihn verhärtet, ob er sich also abkapselt oder ob er es fertigbringt, sich der berührenden Hand entgegenzudehnen.

Für Patienten, die ihr Empfindungsvermögen so eingeschränkt haben, daß lediglich der eigene Körper im Mittelpunkt der Aufmerksamkeit steht, ist diese taktile Kontaktaufnahme oft der einzig mögliche Zugang, denn sie sind nicht in der Lage, ihre Umgebung zu spüren, auf diese Umgebung zuzugehen und sie zu handhaben: Sie haben anders ausgedrückt keine Möglichkeit, einen haptischen Raum aufzubauen. Diese Patienten vollführen zwar Handlungen wie Tasten, Zugreifen, Umfassen oder Hinweisen auf ihre Umwelt, konfrontieren sich aber in Wahrheit nicht mit der Situation. Es fehlt ihnen also das Situationsgefühl. Da aber umgekehrt das Leibgefühl aus diesem erst hervorgeht, sind sie auch in ihm eingeschränkt. Daß ihr eigener Körper im Mittelpunkt ihrer Aufmerksamkeit steht, heißt ja nicht, daß sie diesen und damit Änderungen in Atmung und Spannungsgeschehen wahrnehmen können. So gilt es bei diesen Patienten, beide Fähigkeiten anzuregen, das Empfinden für Situations- *und* Leibgefühl. Wir arbeiten deshalb mit ihnen besonders zu Beginn einer Therapie viel mit der FAB-Methode. Nur das Wahrnehmen der eigenen leiblichen Reaktion und deren Veränderung in Prä- und Poststimulation als Folge einer Veränderung der eigenen Grundgestimmtheit macht ihnen Fortschritte als Ergebnis eigenen Tuns erlebbar. Gerade für Patienten mit motorischen Störungen ist es aber äußerst schwer, in der Gegenwart zu sein, jedes Moment von Vorsatz beiseite zu lassen, keinen Handlungscharakter zu haben und sich statt dessen der Selbstregulation zu überlassen und der eigenen Grundgestimmtheit und deren Wirkung auf Atmung und Spannungsgeschehen bewußt zu werden.

Es muß aber betont werden, daß die Arbeit mit der FAB-Methode nur ein Hilfsmittel ist, das nur dosiert eingesetzt werden sollte, damit sich der Patient nicht diese eigentlich unnatürliche Einstellung angewöhnt, sondern zu Natürlichkeit und Echtheit eines von der Beachtung der eigenen Leiblichkeit freien Situationsgefühls finden kann.

Voraussetzung jeder Arbeit mit unseren Patienten ist zunächst eine vertrauenbildende Atmosphäre in körperlicher Ruhe und frei von Forderungen;

von der Dimension „richtig/falsch“ ist hier völlig abzusehen. Die ersten Stunden der Therapie verbringen Therapeut und Patient oft wochenlang mit Übungen, die dem Patienten ein Gefühl für seine Beweglichkeit, seine Möglichkeiten, mit Situationen umzugehen, vermitteln und rückwirkend ein Gefühl für seine Leiblichkeit. Der Therapeut arbeitet dabei mit Bewegungsimpulsen der Sensomotorik. Es werden wohlgemerkt keine Übungen gezeigt und keine Atemanweisungen gegeben. Jede Übung im Sinne von Haltungs- oder Bewegungsanweisungen wäre verfehlt, weil sie eine Raumverkleinerung bedeutet, welche den Patienten hindert, sich wahrnehmend auf seine Umwelt zu beziehen. Die Übungsgestaltung wird so ausgerichtet, daß der Patient seine Bewegungsintention in Beziehung zu etwas erleben kann, z.B. zunächst zur großen Unterstützungsfläche des Bodens oder zu einem Gerät. Diese Bewegungsintention beinhaltet auch die räumliche Erfahrung, also die Arbeit mit Schwerkraft, Rhythmus, Berührung. Wichtig ist hierbei noch, daß gerade bei Patienten mit motorischen Störungen einzelne Bereiche wie Becken-, Brust- oder Schultergürtel nicht mehr empfunden und also auch kaum beatmet werden. Durch gezielte Spür- und Kontaktübungen über diese vernachlässigten Bereiche wird ihre Aktivierung und Sensibilisierung und also auch Beatmung angeregt. Je mehr es dem Patienten gelingt, kontrollierte Bewegungen aufzugeben und sein Umfeld wahrzunehmen, zu spüren oder mit Geräten umzugehen, um so mehr entspannt sich die Symptomatik. Das zeigt sich besonders auffällig und dramatisch bei Patienten mit motorischen Störungen.

In der Poststimulation nach einzelnen Übungseinheiten fragt der Therapeut den Patienten, was er von seiner Atmung und Spannung empfindet. So werden ihm die Zusammenhänge von Spür-, Bewegungs- und Kontaktübungen mit Atmung und Spannungsgeschehen und also auch ihre Notwendigkeit für den Heilungsprozeß bewußt. Es werden durch dieses Vorgehen gleichzeitig Kontaktfähigkeit, Sinneswahrnehmung und die Sensibilisierung für die eigene Körperlichkeit und Beweglichkeit angebahnt. Insgesamt kann man bei Patienten mit motorischen und Kommunikationsstörungen nur so ein Kontaktverhalten wieder aufbauen, das eine differenzierte Kommunikation mit allen Spielformen des Erlebens ermöglicht.

4. Fallbeispiel

Ausarbeitung von *E. Ertl*

Es soll nun ein besonders markantes Beispiel dargestellt werden, welches die Komplexität der Behandlung motorischer Störungen gut veranschaulicht. Wichtig ist in diesem Zusammenhang die Feststellung, daß es nicht *die* motorische Störung gibt, d. h., daß jede motorische Störung ein sehr individuelles Spannungsgeschehen besitzt. Ein Torticollis z. B. gleicht durchaus nicht dem anderen Torticollis: Der eine tendiert eher zu einem sehr Ich-bezogenen schlaffen Verhalten und kann noch nicht einmal eine gesunde Mittelspannung aufrechterhalten, ein anderer dagegen zeichnet sich in jeder Situation durch übermäßigen Muskeltonus aus, geht sehr leistungsorientiert und streng mit seiner Umwelt um, ohne dies aber zu spüren usw.

Wichtig ist auch die Feststellung, daß es nicht *die* Behandlung motorischer Störungen gibt. Zwar hat der Therapeut eine Vorstellung, wohin die Therapie führen könnte, aber daraus läßt sich kein fixer Plan ableiten. Er muß im Gegenteil variabel sein und stets aufnehmen, was die Situation, was der Patient anbietet. So kann es sein, daß in manchen Stunden überraschende Fortschritte erreicht werden und daß in anderen ebenso unerwartet zurückgekehrt werden muß zu ‚Anfangsübungen'.

Eine 30jährige, ledige Patientin wurde bei uns aufgenommen, nachdem sie vor drei Jahren schon einmal in unserer Behandlung gestanden hatte. Die Patientin zeichnete sich durch einen extremen Retrocollis aus und hatte ferner alle Elemente einer zyklothymen Persönlichkeit: Sie war wegen einer ganzen Anzahl von manischen oder depressiven Episoden insgesamt achtmal in verschiedenen psychiatrischen Kliniken, hat auch ambulant schon zahlreiche Therapiesitzungen absolviert. Die Patientin, bei welcher sich medikamentöse Intervention als weitgehend wirkungslos erwiesen hatte, wurde als uneheliches Kind geboren, unterhält heute noch zu der in der Nähe lebenden Mutter ein hochambivalentes Verhältnis. Sie hat eine Lehre als Patentanwaltsgehilfin abgebrochen, sich sporadisch in verschiedenen Zweigen von Gastronomieberufen versucht und lebt heute allein in einem Appartement. Sie war nie verheiratet, hat keine Kinder, die Partnerschaften erwiesen sich als Bindungen ohne gleichberechtigten tieferen Kontakt.

Vom psychischen Befund her wirkte die Patientin übererregt, durchaus intelligent, mit mangelhafter Ausdauerleistung auf allen Gebieten und unfähig, Gefühle bei sich zu spüren bzw. über sie zu kommunizieren. Beim Regeln praktischer Dinge erwies sie sich als verblüffend tüchtig, achtete sehr auf ihr Äußeres und hatte viel, wenn auch oberflächlichen Kontakt zu Mitpatienten.

Die angewendeten Therapiekomponenten umfaßten neben physikalischen Maßnahmen wie Wirbelsäulengymnastik und Atemgymnastik, EMG-Biofeedbacktraining, Material-Gruppe, Konzentrationstraining, Co-Therapie bei einer Co-Therapeutin, einen Haushaltskurs, gemeinsame Sitzungen mit der Mutter, Patientengruppe und Einzelsitzungen. Daneben besuchte die Patientin während der sechs Monate ihres Aufenthaltes bei uns die Atemtherapie; sie war zunächst in der Gruppe, und es schlossen sich dann noch für einen Zeitraum von gut zwei Monaten je drei Einzelsitzungen pro Woche an.

Die Patientin bot anfangs ein Bild der totalen Verkrampfung. Die äußere Erscheinung war völlig von dem starken Retrocollis beherrscht, der ihren ganzen Körper nach oben und hinten zog, so daß sie auf den Zehenspitzen stehend keinerlei Kontakt zum Boden halten konnte. Die Beckenschale war von unten her stark nach hinten geknickt, der Oberkörper in starker Spannung nach vorne gewölbt. Die Beckenregion erschien eher schlaff, der Oberkörper versuchte die Spannung zu übernehmen. Aus dieser Haltung heraus versuchte sie mühsam ihren Kopf über ihren gespannten Oberkörper nach vorne zu bringen, was ihr nur sehr selten und für kurze Zeit gelang. Die Gesichtsmotorik wirkte stark grimassierend, die Arme waren in ständiger zielloser Bewegung; ein geregeltes Atemgeschehen war nicht zu beobachten, und die Atmung war in unregelmäßigen Abständen hörbar: Ein mühsam gezogenes Einatmen in der oberen Schultergürtelregion, dem lange Zeit kein Ausatmen zu folgen schien, bis dann die Luft sozusagen ohne Beteiligung des Körpers abrupt ausgestoßen wurde. Das Miterleben des Atemmusters und der damit verbundenen Gefühlsthematik erweckte in mir den Eindruck, daß es sich hier um einen total unsicheren, einen gänzlich desorientierten Menschen handelte. Die Patientin hatte viel Information über ihren Körper verloren, und es war ihr unmöglich, sich auf die Umwelt zu beziehen, obwohl sie im verbalen Ausdruck sehr bestimmt, burschikos und selbstsicher wirkte. Eine ‚Scheinselbstsicherheit', die sie ganz offenbar als Schutz benutzte, denn im Körperkontakt, unter einer Berührung bot sie ein Bild der Hilflosigkeit und Traurigkeit – weil ihr die Wahrnehmungsfähigkeit fehlte, wurde sie unsicher.

Diese Patientin in eine übliche Selbstsicherheitsgruppe mit Betonung auf kognitiv-verbalem Verhalten zu schicken, wäre sinnlos gewesen, weil sie die Übungen zwar durchgeführt, sich aber innerlich und körperlich weiter verweigert hätte. Die gesunden kommunikativen Grunddimensionen mit Aufeinandereingehen, sich in den anderen einfühlen, sich gegen andere durchsetzen, Veränderungen in einer Beziehung sensibel spüren, sich öffnen usw. fehlten der Patientin.

Am Behandlungsbeginn wählte ich die Seitenlage; dies war für die Patientin die beste Möglichkeit, ihre Symptomatik zu mildern, da ihr diese Lage aufgrund der großen Unterstützungsfläche viel Raumbezug und also Informationen über ihren Körper gab. Zunächst galt es, die Patientin durch Arbeit mit dem Hautempfinden in Beziehung zur Kleidung von der Fixierung auf die Symptomatik abzubringen. Ich versuchte zunächst ihre Achtsamkeit in die Kreuzbeinregion zu lenken, wo sie die Kleidung wahrnehmen sollte. Dies war ihr am Anfang der Therapie nicht möglich. Sie erklärte, sie könne sich nicht konzentrieren, die Gedanken an den Tagesablauf, ihre Vergangenheit und Zukunft würden sie beherrschen und alles ginge ihr sprunghaft durch den Kopf. Das einzige, was sie spüre, sei ihr Kopf. (Diese starken Konzentrationsstörungen milderten sich dann im weiteren Therapieverlauf erheblich.) Meine Frage, ob sie von mir etwas spüren könne, beantwortete sie mit der Bitte, daß ich ihr Entspannungsübungen zeigen solle! Ich setzte daraufhin als Spür- und Orientierungshilfe meine Hand ein, um ihr zu ermöglichen, über meine Berührung, rückwirkend ein Gefühl für ihren Körper zu bekommen. Dabei stellte sich heraus, daß ein immens großer Druck ausgeübt werden mußte, damit die Patientin die Berührung der Hand überhaupt spüren konnte. Diese Erfahrung bestimmte nun den weiteren Therapieeinsatz: Die Reaktionsmöglichkeit auf die Berührung der Hand zog sich wie ein roter diagnostischer Faden durch die Therapie. Es begann ein Lernprozeß, vom Wahrnehmen lediglich sehr starker emotionaler Reize hin zu mehr Klarheit und zum Differenzieren von weniger eindeutigen Reizen zu kommen. Zunächst sollte die Patientin nur den Druck der therapeutischen Hand auf dem Körper verfolgen und erklären, wo sie ihn wahrnehmen könne. Unter dieser Aufgabenstellung wurde nach einiger Zeit der Rücken runder und die Kopfspannung ließ nach. Das Atemgeschehen veränderte sich allmählich, es war zwar immer noch nur teilweise im unteren Rücken spürbar, aber über den Körper erlebbar und nicht nur am Geräusch erkennbar. Ein Atemraumaufbau (Raumbildung) vom Rücken her war allmählich erkennbar, und es erschien notwendig, die Eigenorientierung der Patientin über den Körper weiter auf diesem Feld zu erarbeiten und zu fördern. Lange Zeit lag sie deshalb während der Behandlung in der Bauchlage, und die Arbeit erfolgte vom Rücken hin zu den Beinen, über welche sie anfänglich überhaupt keine Wahrnehmungsfähigkeit besaß. Sie zeichnete sich nämlich zu Beginn der Therapie durch einen eigenartig tänzelnden Zehengang aus. Der Aufbau eines Raumes über Beine und Füße und deren Tonisierung war eine mühsame und langwierige Arbeit. Wenn es ihr gelang, meine Berührung oder später den Boden über die Füße wahrzunehmen oder mich mit den Füßen zu bewegen, und wenn sie dieses Gefühl wachhalten konnte, hatte sie danach auch eine gute Spannung und einen guten festen Stand. Ob sie diesen halten konnte, hing ganz stark von den Personen und den Situationen ab, mit welchen sie nach der Stunde konfrontiert wurde.

Für die Entwicklung des vorderen Raumes war es notwendig, Spürhilfen wie zusammengerollte Decken und später auch einen Ball einzusetzen (einen großen ‚Pezziball'), wohin sich die Patientin orientieren konnte. Nunmehr war es möglich, über rhythmische Bewegungen zu arbeiten, mit Bewegen-Gegenbewegen und kommunikativem Bewegen sowie mit dem verbal-taktilen Eutonieaufbau. Im Erkunden der Therapeutenhand, im Differenzieren der berührenden Hand und deren Spannung erfolgte langsam die Ausweitung auf meine ganze Person. Über dieses Locken mittels der Hand erreichte ich allmählich eine Tonisierung, die es der Patientin ermöglichte, mich als Person wahrnehmend zu erfassen, ohne aus der Spannung zu fallen, d. h. von diesem Kontakt weder erschreckt noch irritiert zu werden. Nach einigen Sitzungen erklärte die Patientin spontan, daß sie zwischendurch wahrgenommen habe, daß ihr Körper die Decke bewegt habe und daß die Decke nicht überall gleich anliegen würde, daß sie sogar spüren könne, wie der Kopf auf der Unterlage liege. Dies war der Beginn eines unspezifischen Raumaufbaues, der noch keinen Handlungscharakter hatte. Im Laufe der Therapie erfolgte der Lagewechsel der Patientin von der Bauchlage auf die Rückenlage.

Von ihrem Verhalten in der Klinik ergaben sich in dieser Phase positive Änderungen: Die Patientin hatte Abstand genommen von einem vor allem am Anfang auffälligen manipulativen Verhalten, drückte Gefühle offen aus, auch wenn sie damit Auseinandersetzungen mit Mitpatienten provozierte, und konfrontierte sich insgesamt gesehen mit einem erheblichen Mut.

Wir arbeiteten mit den unterschiedlichen Elementen weiter, um die Patientin zum Raumaufbau, zu Reaktion und Aktion zu veranlassen und dazu,

- gemeinsame Bewegungen zu gestalten;
- auf bestimmte Berührungsreize Gegenbewegungen zu entwickeln;
- die Hinwendungsfähigkeit zu stärken und auf einwirkende Gegenstände mit Kontaktaufnahme zu reagieren (z. B. auf Tennisbälle oder Stäbe).

Prä- und Poststimulation wurde weiter eingesetzt, damit die Patientin ihre leiblichen Reaktionen auf Außenreize besser verstehen und erleben lernte.

Auf diese Weise wurde sie in die Lage versetzt, die Prästimulation einzusetzen, sich erstmal ihrer Grundgestimmtheit bewußt zu werden und dann mit ihren Möglichkeiten in den Außenkontakt zu gehen. Das Nacherleben ermöglichte Differenzierungsvorgänge, emotionale Bewertungen einer Situation und ihrer Bedeutung für die Patientin. Bei zwischengeschalteten Belastungstests ergab sich natürlich, daß die Patientin diesen Fortschritt nur ab und zu halten konnte, so daß oft doch starke Irritationen mit gleichzeitigem Auftreten des Retrocollis vorkamen.

In der gleichen Weise wurde dann auch versucht, mit der Patientin allmählich das Sitzen, das Stehen und schließlich das Gehen zu erarbeiten. Diese Hinzunahme der räumlichen Verhältnisse bedeutete eine starke Erschwernis für sie und sie tendierte dazu, ihr Raumgefühl wieder aufzugeben. Damit verlor sie aber gleichzeitg die Wahrnehmungsfähigkeit über ihre Sitzfläche zum Stuhl und von den Füßen zum Boden, und es war eine sehr lange Anstrengung nötig, durch die neuerliche Arbeit am Rücken und an den Füßen wiederum die notwendigen Informationen vom Stuhl und vom Boden wahrzunehmen. So lernte sie zunächst mit geschlossenen Augen, sich zum Stuhl und zum Boden hin zu orientieren, was ihr leichter fiel als mit geöffneten Augen, wobei die Symptomatik sofort wieder mehr in den Vordergrund rückte.

Relativ gute Möglichkeiten zur Symptomminderung bot der Umgang mit Geräten, wenn es gelang, die Spielfreudigkeit der Patientin zu wecken. Im emotionalen spielerischen Umgang mit Geräten war ihre Symptomatik verschwunden! Ähnliche Erfolge zeigten auch Tastübungen mit unbekannten Gegenständen, wenn es darum ging, deren Elastizitätsunterschiede herauszufinden.

Bei allen diesen Übungen ging es sowohl um die Ausweitung des eigenen Raumgefühls als auch um die Schärfung der Wahrnehmung. Die taktilen Erfahrungen der Patientin wurden in einer letzten Phase auch auf meine Person übertragen. So sollte sie wahrnehmen, wie ich mich verhalte, ob ich mich kontaktend auf sie beziehe oder mich zurückziehe oder mich gegen sie verhärte. Auch sollte sie verschiedene Übungen, die ich zuvor mit ihr gemacht hatte, nun mit mir machen. Indem sie mit mir umging, statt ich mit ihr, wurde ihre Eigenaktivität angeregt, wurde der Grundstein gelegt zur Übertragung auf andere Personen.

Alles, was der Patientin in spielerischer Form gut möglich war, wurde schwierig, wenn sie Verantwortung auf sich zukommen sah. Die Arbeit spielte sich deshalb während der meisten Zeit im gewährenden Raum ab, da sie kaum in der Lage war, Forderungen auszuhalten. So entwickelte sie zu mir allmählich ein Gefühl starker Zuneigung, wenn auch eine gewisse Restangst blieb, eben weil ich immer wieder auf die Übernahme von Verantwortung drängte. Das ist aber nur ein Ausdruck für die notwendige aktive Auseinandersetzung und das Zulassen von Erfahrungen, auch wenn diese schmerzhafter Natur sind. Auch wenn sie von ‚normaler' praktischer Lebensbewältigung noch weit entfernt war, hatte die Patientin bei ihrer Entlassung nach ca. einem halben Jahr in dieser Hinsicht bedeutende Fortschritte gemacht. Ein Beispiel hierzu: In einer Sitzung kurz vor der Entlassung wurde besprochen, wie die Patientin weitere Aufenthalte in der Psychiatrie vermeiden kann. Sie hatte sich bis dahin immer sehr dissimulativ über diese Aufenthalte geäußert, so als wenn sie ihr nichts ausgemacht hätten und sozusagen nur eine Begleiterscheinung ihrer Krankheit wären. In der erwähnten Besprechung konnte sie zum ersten Mal ihren Schmerz und ihre Erschütterung über ihr Schicksal zulassen; ihr Gesicht spiegelte diese Emotionen auch wider, was zu Therapiebeginn nie der Fall gewesen war, und vom Retrocollis war keine Spur mehr zu erkennen.

Es kann abschließend gesagt werden, daß die Symptomatik im echten Gefühlserleben und vor allem in Vertrauenssituationen verschwunden war. Das gesteigerte Vermögen der Patientin zum Zulassen solcher Echtheit bewirkte, daß der Retrocollis bei der Entlassung bezogen auf die vormaligen Auslösesituationen etwa um ein Drittel vermindert war. Sie benötigte auch keine Psychopharmaka mehr, und nur wegen des jetzt noch nicht völlig ausräumbaren Verdachtes einer endogenen Mitbeteiligung beließen wir es bei der Lithium-Prophylaxe. Andererseits war ihr selbst bewußt und sie sprach es sogar verschiedentlich aus, daß ihr Spür- und Kontaktarbeit mehr hilft!

Wir haben dieses Beispiel vor allem deshalb geschildert, weil wir glauben, daß hier mit Hilfe des *Glaser*schen Ansatzes eine Möglichkeit zum Vermeiden einer langen und leidvollen Psychiatriekarriere aufgezeigt worden ist – wenn auch unter der Voraussetzung, daß der Patientin eine adäquate konsequente ambulante Nachbehandlung angeboten werden müßte.

Ein näheres Eingehen auf die vielen Beispiele in der Behandlung motorischer Störungen in unserem Haus, deren Kommunikationsdefizite nicht mit einem psychoseähnlichen Verhalten verbunden waren, ist uns hier aus Platzgründen nicht möglich. Die Vorgehensweise ist aber im Prinzip dieselbe wie im geschilderten Fall, wenn auch in der praktischen Durchführung weniger langwierig und weniger aufwendig. Die hierbei erzielten Erfolge, welche gegenüber früheren Behandlungsansätzen einen klaren Fortschritt darstellen, wären ohne das Werk *Volkmar Glasers* nicht denkbar, und wir hoffen, daß wir hierüber in naher Zukunft genauere Daten in Form einer Katamnese vorlegen können.

Literatur

Glaser, V.: Eutonie – das Verhaltensmuster des menschlichen Wohlbefindens. Heidelberg, 1980.

Kosarz, P., Crombach, G. und *Schwarz, D.:* Multimodale Verhaltenstherapie bei ausgewählten motorischen Störungen. Unveröffentlichter Übersichtsartikel, Windach, 1983.

Lacey, J. I. und *Lacey, B. C.:* Verification and extention of the principal of autonomic response – stereotypy. Amer. J. Psychol., 71, 1958.

Psychotherapie und Psychotonik: Möglichkeiten praxisbezogener Integration, insbesondere bei psychosomatischen Störungen

von *Matthias Glatzer*

Einleitung

Die vorliegende Arbeit beschäftigt sich mit dem Versuch, die psychotherapeutische Praxis zu ergänzen und zu erweitern um adäquate körperorientierte Verfahren.

Dahinter steht der Wunsch, nicht nur auf der verbalen, sondern darüber hinaus auch auf einer körperbezogenen Ebene Zugang zum Patienten zu finden und somit den therapeutischen Dialog nicht einseitig beschränken zu müssen.

Insbesondere bei Menschen mit psychovegetativen Syndromen oder psychosomatischen Störungen erscheint es mir notwendig, der bereits vorhandenen Spaltung zwischen psychischem und somatischem Geschehen integrativ begegnen zu können; ein besserer Kontakt ist zwar damit nicht garantiert, aber der Therapeut ist nicht aufgrund verfahrensmäßiger Begrenztheit gezwungen, diese Spaltung ebenfalls zu vollziehen.

Im übrigen ist diese Spaltung ja nicht nur eine individuelle, sondern sie zeichnet ebenso die antiquierte Organisation des derzeitigen Gesundheitswesens aus, mit den somatisch behandelnden Medizinern hier und den psychisch orientierten Therapeuten dort.

Da man nun vom Patienten schlechterdings nicht erwarten kann, daß er sich „ganzheitlicher" wahrnimmt, als es der Therapeut bei sich selbst und in bezug auf ihn vermag, ist es Sache des Therapeuten, sich um ein integriertes Verstehen psychischer und somatischer Vorgänge zu bemühen und dies durch seine Person und seine Behandlungsangebote auszudrücken.

Ziel und Inhalt einer Therapie ist nicht symptomatisches Behandeln, sondern der Versuch, psychophysische Funktionsabläufe einschließlich ihres kommunikativen Bedeutungsgehaltes zu verstehen und verstehbar zu machen.

Folglich geht die Suche nach einem adäquaten körperorientierten Verfahren nicht in die Richtung zusätzlicher, aktueller Körpertechnik-Fragmente, sondern in Richtung eines therapeutischen Verfahrens:

- das die Therapeutenpersönlichkeit mit einschließt,
- das die Kommunikation und damit die therapeutische Beziehung als vorrangig vor jeder speziellen Technik begreift und entwickelt,
- das sich in seiner praktischen Anwendung nicht auf einige, irgendeinem Ganzheitsmythos entlehnte Hantierungsanweisungen reduziert, sondern
- das auf einer ausformulierten, theoretisch fundierten Konzeption basiert, die der Komplexität psycho-somatischer Funktionsabläufe Rechnung trägt und die somit ein differenziertes Verstehen und ebenso differenziertes therapeutisches Handeln ermöglicht.

Die Auseinandersetzung mit der Psychotonik im Hinblick auf eine mögliche Integration konzentriert sich daher auf folgende Schwerpunkte:
- Die Bedeutung von Kommunikation und therapeutischer Beziehung (Punkt 1)
- Die Anwendbarkeit psychotonischer Verfahren in der Therapie psychosomatischer Störungen – insbesondere unter dem Aspekt der Begegnung (Punkt 2)
- Die Erweiterung therapeutischen Handelns im Bereich des bildhaften Erlebens (Punkt 3)
- Den Abschluß bilden Fallbeispiele (Punkt 4), die die genannten Schwerpunkte noch einmal aus der Praxis verdeutlichen sollen.

1. Zur Beziehungsthematik in Psychotonik und Psychotherapie

Die Bedeutung der Beziehung zwischen Therapeut und Klient wird in vielen Therapieverfahren sekundär behandelt, sei es, daß sie als selbstverständlich vorausgesetzt wird, sei es, daß sie als unwesentlich neben der jeweiligen therapeutischen Technik vernachlässigt wird.

In der Literatur ist deshalb wenig über Therapeutenpersönlichkeit und therapeutische Beziehung zu finden, in der Praxis werden vorwiegend klientenbezogen Symptom und Therapieverfahren diskutiert, eine therapeutenbezogene Supervision ist dagegen selten.

Dahinter steht natürlich die tiefe Angst des Behandlers, nicht nur als Techniker, sondern auch als Person gefordert zu sein. In schwierigen Therapiephasen oder bei Mißerfolgen bedeutet dies ja, nicht nur mit fehlenden Kenntnissen konfrontiert zu sein, sondern auch mit persönlichen „blinden Flecken".

Im ersten Fall kann man sich der Illusion und Hoffnung hingeben, entsprechende Lücken durch Lernen und Fortbildung zu schließen. Im zweiten

Fall steht man vor mitunter sehr schmerzlichen Einsichten persönlicher Ohnmacht, und es ist zunächst ungewiß, ob und mit welchem Aufwand man die persönliche Kompetenz erweitern bzw. hinsichtlich des „blinden Flecks“ überhaupt erlangen kann.

Ist also die Beziehung und damit auch die Persönlichkeit des Therapeuten angesprochen, sind nicht nur Lernprozesse, sondern vornehmlich Reifungsprozesse – und zwar auf beiden Seiten – thematisiert.

Inwieweit dies zugelassen wird, hängt vom Therapeuten und den von ihm verwendeten Verfahren ab. In jedem Falle gilt: Je technischer und je festgelegter eine Behandlungsprozedur in ihrem Ablauf ist, umso ferner sind alle Beteiligten (Patient und Therapeut) von einer offenen persönlichen Begegnung, und umso leichter gelingt es dann natürlich auch, die persönlichen Anteile zu verstecken, d.h. abzuspalten. Empathie und Nähe als mit die wichtigsten entwicklungsfördernden Aspekte therapeutischer Beziehungen bleiben unbeachtet.

Dabei ist es in der Psychotherapie unbestritten, „daß der Patient entweder sehr ‚abhängig‘ vom Arzt wird, oder keine, bestenfalls eine sehr oberflächliche Beziehung zu ihm herstellt. Die allgemeine Erfahrung zeigt ebenfalls, daß diejenigen Patienten, die eine solche ‚abhängige‘ Beziehung entwickeln – sei diese vom Arzt bewußt hergestellt oder nicht –, besser vorankommen als Patienten ohne eine solche Beziehung“. (*Engel*, 1955)

Anzumerken bleibt, daß hier noch nicht reflektiert wird, was der Therapeut im Rahmen einer solchen Beziehung anbietet bzw. vermeidet; in jedem Fall muß er jedoch in der Lage sein, eine solche „Abhängigkeit“ (d.h. Nähe) auszuhalten und mit ihr umgehen zu können.

Marty (1958) geht noch weiter, wenn er im Rahmen seiner Allergieforschungen nicht von allergischen Symptomen als solchen, sondern von einer „allergischen Objektbeziehung“ spricht. Er konzentriert sich also auf die Gestaltung der Objektbeziehungen allergischer Patienten und auf ihre jeweilige Beziehungsstruktur.

Die Zitate sollen verdeutlichen, daß man sich in vielen Bereichen der Psychotherapie von dem klassisch-medizinischen Dogma „affektiver Neutralität und funktional-instrumenteller Haltung“ (*Brede*, 1974) löst und dazu übergeht, auch die Präsenz der Person des Therapeuten zu erkennen und einzubeziehen.[1]

Ausgehend von den wegweisenden Arbeiten *Bateson*s, *Laing*s und *Watzlawick*s hat sich in der modernen Psychotherapie die sog. systemische Sichtweise zunehmend durchgesetzt. Ausgangspunkt eines entsprechenden therapeutischen Handelns ist die Erkenntnis, daß alles mit allem wechselwirkend miteinander vernetzt ist und man infolgedessen statt in kausalen Ketten in Informations- und Energieflüssen und Strukturen denken und behandeln muß. Der wechselseitige Bezug schließt natürlich den Therapeuten explizit mit ein.

Unter dem Beziehungsaspekt müssen relevante Therapieformen demnach anbieten: Die Einbeziehung des Therapeuten ins therapeutische System und eine systemische Sichtweise psycho-somatischer Prozesse.

Hier läßt sich zugleich eine grundsätzliche Gemeinsamkeit von moderner Psychotherapie und Psychotonik erkennen:

Die von *Glaser* entwickelte Psychotonik ist (soweit bekannt) das einzige für den westlich-europäischen Therapiebereich entwickelte körperorientierte Verfahren auf systemischer Grundlage. Die Psychotonik fußt auf einer umfassenden systemischen Theorie[2]; sie muß sich deshalb nicht allgemein verbreiteter Mystifikationen bedienen, um Mängel im Grundlagenwissen zu überdecken. Zudem sind ihre Methoden ohne eine explizit gestaltete Beziehung zwischen Therapeut und Patient nicht anwendbar, mit anderen Worten, ohne Begegnung ist keine psychotonische Behandlung möglich und läßt sich auch als „technische Anwendung" nicht durchführen.

Nicht eine spezielle atemtherapeutische Technik, sondern das kommunikative Element ist vorrangig.

Die Psychotonik bezieht Befindlichkeit und Kontaktfähigkeit des Therapeuten mit ein, diese zu entwickeln ist – ähnlich wie in der Psychotherapie – wesentlicher Inhalt in Ausbildung und Praxis; die Begegnungsfähigkeit des Therapeuten, seine Fähigkeit zu Induktion und Gestaltung des Bezugsraumes haben zentralen Stellenwert.

Die Psychotonik überwindet damit wohltuend die noch immer verbreitete professionelle Vermeidungshaltung, das therapeutische Geschehen nur klientenbezogen wahrzunehmen (ausgenommen natürlich den Therapieerfolg).

Dazu einige Erläuterungen:

Die Voraussetzung einer konkreten psychotonischen Behandlung ist eine eindeutige innere Stellungnahme des Therapeuten zum Klienten, die sich in einem beide Personen umfassenden Raumgefühl und einer entsprechenden Begegnungshaltung ausdrückt.

So gehört zum Belasten im Eutonieaufbau oder zum Atemanfordern in der Atemmassage vor jeglichem Tun die Haltung: „Stell Dich mir und meinem Angebot!" und nicht etwa: „Ich will mal probieren, ob er dem Druck meiner Hände standhält." Zum Atemlocken wiederum gehört eine Haltung wie: „Ich warte auf Dein Handeln, und dann erst locke ich Deine Bewegung noch ein wenig mehr in unseren gemeinsamen Raum."

Der Therapeut muß sich also bewußt sein, daß der Patient sich als Person nur dann stellen bzw. weiten kann, wenn auch der Therapeut als Person präsent ist, und den Wunsch nach einer Kommunikation spürbar werden läßt.

Der Sinn, den kommunikativen Anteil in der Behandlung so zu betonen, ist, den Klienten zu einer eigenen, individuellen Stellungnahme anzuregen. Dies fordert vom Therapeuten, sich jederzeit umfassend auf den Klienten einzustellen.

Für den Behandlungsprozeß bedeutet dies, daß alle diagnostischen Informationen über die aktuelle Befindlichkeit des Patienten zugleich auch Aussagen über die therapeutische Beziehung sind. Die Tatsache, daß kein vom Therapeuten abgetrennter, sog. „objektiver" Befund zu erheben ist, mag ohnehin nur denjenigen bedrohlich erscheinen, die die „Therapeutenvariable" als Störgröße definieren.

Der Therapeut muß somit jederzeit reflektieren, daß er Mitgestalter der Situation ist, und daß seine persönlichen Anteile bewußt und unbewußt im therapeutischen Dialog enthalten sind.

Ist der Kontakt lediglich kognitiv veranlaßt und nicht zugleich auch emotional bejaht, kommt es zu der berühmten Doppelbotschaft, wobei die verbale Aussage auf der körperlichen Ebene keine Entsprechung hat oder sogar zurückgenommen wird. Diese Vorgänge sind subtil, aber spürbar und wirken zumindest unterschwellig irritierend.

Dieser Sachverhalt wird in der Psychotonik nicht verleugnet. Er erklärt sich nach *Glaser* folgendermaßen:

Wird Kontakt „gemacht", so überwiegt auf der dem Partner zugewandten Körperseite das kontraktive Element, die Bewegungen wirken bemüht. Wird jedoch eine Begegnung zugelassen, ist die Hinwendungsbewegung und die körperliche Haltung durch muskuläre Lösungsvorgänge bestimmt.[3] Emotional bejahtes Hinwenden steht so im Gleichklang mit physiologisch-muskulärem Sich-Öffnen und Sich-Weiten, die Person erscheint auf beiden Aussageebenen kongruent. In der psychotonischen Praxis wird durch die Unmittelbarkeit der Rückkoppelung über Körpersignale ein manipulatives So-tun-als-ob schnell durchschaubar.

Im Hinblick auf die Bedeutung der therapeutischen Beziehung allgemein und die Präsenz und Eindeutigkeit des Therapeuten sind Psychotonik und die moderne humanistische Psychotherapie wesensverwandt. Da sie von einem ähnlichen Grundverständnis ihres Handelns ausgehen, sich aber auf unterschiedliche Kommunikationsebenen konzentrieren, besteht die Chance einer gegenseitigen Bereicherung und Integration in der Praxis.

2. Zur Anwendbarkeit psychotonischer Verfahren in der Therapie psychosomatischer Störungen

Da die psychotonischen Verfahren sich im Zusammenhang mit der Psychophysiologie intentionaler Bewegungen direkt auf den Bewegungs- und Atemapparat beziehen, erscheint zunächst hier eine Eingrenzung auf psychosomatische Störungen sinnvoll, deren Symptome ebenfalls in deutlicher Beziehung zur Atmung (z.B. Asthma), zur Muskulatur (z.B. div. Spannungsschmerzen) oder zum Gelenksystem (z.B. rheumatoide Arthritis) stehen. Ferner können vegetative Störungen (z.B. periphere Durchblutungsstörungen) einbezogen werden, die mit aktuellen psychischen Problemen einhergehen.[4]

In jedem Fall bietet die Verbindung von psychotherapeutischem und psychotonischem Vorgehen die Möglichkeit, auf verschiedenen Bezugsebenen (verbal bzw. taktil-kinetisch) einen Kontakt herzustellen und damit eine therapeutische Beziehung zu beginnen.

Daß bei einem psychosomatischen Leiden der Beziehungsaspekt wesentlicher Bestandteil ist, ist unbestritten: Nach *Brede* (1980) müssen bei psychosomatischen Störungen immer zwei Tatbestände gegeben sein: „Zum einen liegt in allen Fällen eine Störung physiologischer Funktionskreise und häufig auch die Beschädigung eines Organs vor. Zum anderen trägt das psychosomatische Symptom, betrachtet man es im Zusammenhang mit dem sozialen Handeln eines Individuums in bedeutsamen Bezugsgruppen wie der Familie, alle Züge intentionalen Verhaltens, eines Verhaltens also, das aus der Sicht des handelnden Subjekts sinnvoll ist."

Schur weist darauf hin, daß die Entwicklung somatischer Symptome nicht bloß Ausdruck gestauter psychischer Energien ist, so daß zu ihrer Behebung ein Ausagieren ausreichte. Er betont vielmehr, daß die Energien *bezugsgestört* sind, daß also „die Wahrnehmung und Einschätzung der aktuellen Situation in starkem Maße durch assoziative Verknüpfungen mit infantilen Szenen mitbestimmt sind. Darum (gelingt es nicht,) die Reaktionen auf den jeweiligen aktuellen Anlaß zu beschränken. (...) Die Reaktionen (können) gar nicht adäquat sein, sondern (müssen) in ihrer Intensität und Dauer notwendigerweise übertrieben ausfallen" (*Schur*, 1955).

Trotz des Beziehungsaspekts bei psychosomatischen Störungen gilt es allgemein als „schwierig, einen dialogischen Anschluß an das psychische System eines psychosomatisch Kranken zu gewinnen" (*Weidlich,* 1974). Denn hier ist beim Klienten eine Spaltung zwischen seelischen und körperlichen Vorgängen eingetreten, die das Verstehen eines Zusammenhangs seinerseits verhindert. „Unter diesem Gesichtspunkt erhält das Thema des Arzt-Patient-Verhältnisses eine besondere Bedeutung." (*Weidlich,* 1974).

Ist also die Gestaltung der therapeutischen Beziehung vorrangig, so bleibt es letztlich dem therapeutischen Prozeß überlassen, auf welcher Ebene der Dialog gesucht wird. Kommen dabei körperorientierte Verfahren zum Einsatz, so ist zu fragen, inwieweit sie dazu beitragen, abgespaltene Körperprozesse verstehbar und integrierbar werden zu lassen.

Die sehr begrenzte Anwendbarkeit konventioneller Körpertherapien in diesem Rahmen hat ihre Ursache in deren vorwiegend selbstbezogener Introspektion hinsichtlich eigener Körperempfindungen. Dies tut der Patient ohnehin; deshalb verstärkt die Beschäftigung mit Körperdefiziten die vorhandene Abspaltung des Beziehungsaspekts somatischer Vorgänge und blockiert so die Integration körperlicher Ausdrucksformen in die Vielzahl menschlicher Aussagemöglichkeiten. So sehr sich dann auch Therapeut und Klient um den Körper bemühen, sie bleiben in der Spaltung von Ich und Körper verhaftet und sind außerstande, eines der wichtigsten Therapieziele zu erkennen: auf verbalem und nonverbalem Weg zu einer kongruenten Kommunikation zu gelangen.[5]

Dieses Ziel verfolgt *Glaser,* indem er taktil-kinetische Wahrnehmungen bzw. Vorgänge immer im Kontext einer aktuellen Beziehung interpretiert, also in einen Außenbezug setzt, und sich – vorwiegend auf der taktil-kinetischen Ebene – immer wieder um einen Dialog mit dem Patienten bemüht.[6]

Damit kann man die Psychotonik als ein Verfahren zur Entwicklung und Stärkung der körperlichen Begegnungsfähigkeit bezeichnen, dessen Anwendung auch im Rahmen der Therapie psychosomatischer Störungen geeignet erscheint.[7]

Auch in der theoretischen Fundierung der Psychotonik wahrt *Glaser* den Beziehungsaspekt somatischer Prozesse, indem er das chinesische Meridiansystem zugrundelegt, ein System also, das seelische und körperliche Vorgänge ohnehin als äquivalent betrachtet im Sinne einer Energieregulation beim Austausch des Individuums mit der Umwelt.

Dadurch gelingt es der Psychotonik, die Psyche-Soma-Spaltung ebenso wie die Defizit- und Symptomorientierung zugunsten einer prozeßorientierten, systemischen Sichtweise zu überwinden. Der Ausgangspunkt therapeutischen Handelns ist der Bezug des Individuums zu seiner Umwelt.

Nach bisheriger Erfahrung ist ein Kontaktangebot auf taktil-kinetischer Ebene u.a. dort sinnvoll, wo bestimmte Erlebnisinhalte sich vorwiegend durch Körpersprache ausdrücken und noch nicht verbalisierbar erscheinen, oder wo die verbale Kommunikationsebene hauptsächlich der Abwehr von Erfahrungen und Kontakt dient.

Indem nun der Therapeut auf einer nicht-verbalen Ebene den Kontakt anbietet, wird zweierlei erreicht: Zum einen wird die Abwehr des Klienten als das respektiert, was sie ist, als eine aktuell notwendige Strategie, in der Situation zu überleben; zum anderen zeigt der Therapeut, daß er nicht beabsichtigt, den Widerstand unverantwortlicherweise „brechen“ zu wollen, sondern daß er von sich aus eine neue Form des Kontaktes eröffnet, wobei der Klient die Freiheit hat, darauf einzugehen.

Natürlich bewahrt der Wechsel der Zugangsebene den Therapeuten nicht vor Situationen völliger Hilflosigkeit, wenn auch dann nirgendwo ein Bezug hergestellt werden kann; in der Regel wird aber ein Kontakt erleichtert, ohne daß von der Thematik abgelenkt wird.

Beschreitet man im Rahmen der Psychotonik die taktil-kinetische Ebene, so muß man sich vergegenwärtigen, daß körperlicher Kontakt zur allerersten ursprünglichen Wahrnehmung gehört, er ist die „Primärform des Kontaktes“ überhaupt.[8] Man begibt sich auf eine existenzielle Erfahrungsebene, die verbunden sein kann mit Erlebnissen aus früherer Entwicklung oder sogar mit prä- und perinatalen Ereignissen.[9]

Bisweilen wird man die Erfahrung machen, daß Klienten in Erwartung einer „angenehmen Prozedur“ (z.B. Massage) sich dem Therapeuten passiv überlassen. Wünsche nach Verwöhnt- und Umsorgt-Werden tauchen auf.

Ein ahnungsloser Therapeut oder ein Therapeut, der unbewußt seine eigenen regressiven Bedürfnisse über das Umsorgen des Klienten erfüllt, wird die Passivität nicht bemerken; er wird bereitwillig behandeln mit dem Ergebnis, daß alle Beteiligten sich wohlfühlen. Dagegen ist selbstverständlich nichts einzuwenden, und ich vertrete nicht die Ansicht, daß nur bittere Medizin und schmerzhafte Therapie eine wirkungsvolle ist.

Das Problem jedoch liegt darin, daß eine solchermaßen gestaltete Beziehung nur noch wenige Entwicklungsmöglichkeiten bietet; denn sie beruht jetzt nicht mehr auf dem Wunsch nach Begegnung mit klaren Grenzen zwischen Therapeut und Klient, sondern auf dem Wunsch nach Verschmelzung und Aufhebung aller Grenzen zwischen ihnen.

Entsprechend werden dann Veränderungen der Beziehung oder das Auftreten einer deutlich spürbaren Verschiedenheit von Therapeut und Klient mit regressiven Verhaltensformen beantwortet, einschließlich einem Rückzug ins Somatische, d.h. einer Reaktivierung der körperlichen Symptome.

Hier bietet psychotonische Arbeit von vornherein die Möglichkeit eines adäquaten therapeutischen Umgehens: diagnostisch insofern, als der Therapeut jederzeit am Atemgeschehen und der Tonusregulation (Obtentusreaktion) bemerken kann, wie sich der therapeutische Kontakt gestaltet; anwendungspraktisch insofern, als der Klient zu einer aktiven Begegnung während der Behandlung angeregt und so zu einem Brückenschlag von vergangenen Bezügen zur aktuellen Beziehungsrealität veranlaßt wird.

Die grundsätzlichen Überlegungen zur Anwendung psychotonischer Verfahren bei psychosomatischen Störungen werden bisher nur aus Erfahrungen in Einzelfällen gestützt. Eine übergreifende klinische Therapieforschung hat noch nicht stattgefunden; aufgrund der bisherigen Ergebnisse dürfte es jedoch vielversprechend sein, innerhalb klar umrissener Fragestellungen die spezielle Wirksamkeit psychotonischer Verfahren auf psychosomatische Störungen bzw. deren psychophysiologische Parameter zu untersuchen.

3. Psychotonik und die Veränderung im Traum- und Phantasiegeschehen

Anmerkungen zum Therapieprozeß

Wechselt man innerhalb der Psychotherapie zu einer psychotonischen Behandlung, so verändert sich dementsprechend auch der Dialog. Das Gerüst und die Struktur der verbalen Kommunikation treten zurück zugunsten eines vorwiegend assoziativen Erfahrens. Das Miterleben und Mitvollziehen seitens des Therapeuten, d.h. sein Verstehen der körperlichen Reaktionen während der Behandlung sowie der Phantasien und Bilder aus der darauffolgenden Ruhephase ist eher einem synchronen Mitschwingen vergleichbar.

Der assoziative Fluß hält an, solange Therapeut und Patient sich diesem gemeinsam überlassen können und solange der Therapeut *spürbar* den Raum dazu zur Verfügung stellt. Der Therapeut trägt in seiner Rolle als Begleiter des Patienten die Verantwortung dafür, daß der Prozeß im gegenseitigen Kontakt verläuft; denn sobald dieser abreißt und sich Patient oder Therapeut in eigene abgetrennte „Welten“ verlieren, kann das Wagnis, sich dem Geschehen vertrauensvoll zu überlassen, beim Patienten mit Angst besetzt werden. Er wird sich dann zu Recht vor einer erneuten gefühlsmäßigen Verlassenheit schützen.[10] Gelingen die Prozesse angstfrei, so sind sie außerordentlich produktiv.

Es ist in diesem Zusammenhang hervorzuheben, daß psychotonische Verfahren nicht beabsichtigen, Gefühle forciert freisetzen zu wollen; sie beinhalten daher auch keine Methoden zum Brechen von Widerständen. Eine partielle Aufgabe von Widerständen bleibt dem Patienten überlassen und erfolgt auf dem Hintergrund einer gewachsenen Vertrauensbeziehung.

Allgemein ist bekannt, daß muskuläre Lösungs- und Entspannungsvorgänge mit der Freisetzung zahlreicher „eingeschlossener" Gefühle verbunden sind, wobei sich aktuelle und wiedererinnerte Bezüge vermischen. Diese Vorgänge kann man während der Anwendung psychotonischer Verfahren[11] und in der anschließenden Ruhezeit beobachten.

Daß „etwas im Klienten vor sich geht", läßt sich bereits am Atemgeschehen, an Tonusveränderungen oder auch beispielsweise an einem „Abschweifen" von dem aktuellen Kontakt zum Therapeuten erkennen.

Ebenso können, wenn es die Therapie zuläßt, spontan Gefühle wie Freude, Wut oder Trauer frei werden. Entscheidend dabei ist das Verbleiben des Patienten im Beziehungsraum. Fängt beispielsweise ein Patient an zu weinen, gestaltet der Therapeut den Kontakt so, daß derjenige nicht im Rückzug „in sich hineinweint", sondern in der Hinwendung zum Therapeuten verbleibt. Dieser Unterschied ist bereits in subtilster Form am Muskeltonus zu spüren. Gelingt es dem Therapeuten und dem Patienten, auf der taktilen Ebene den Kontakt zu halten, so ist auch auf der emotionalen Ebene ein Stück Bewältigung gelungen.

Eventuelle Gespräche werden auf die Zeit nach der Behandlung verschoben und der Klient gebeten, sich zunächst weiterhin dem zu überlassen, was in ihm aufsteigt. Ob die Behandlung an bestimmten Punkten unterbrochen wird (wobei ich dann weiterhin körperlichen Kontakt halte), hängt ganz vom konkreten Prozeß ab.

Veränderungen im Phantasiegeschehen

Nach einer psychotonischen Behandlung, während der Ruhezeit, überlassen sich erfahrungsgemäß viele Klienten dem Strom von Bildern und Gedanken; angenehme und unangenehme Episoden tauchen auf in unstrukturierter Folge.

Klienten berichten darüber hinaus, daß sie bestimmte Situationen, die sie unbefriedigt gelassen haben, in der Phantasie noch einmal „durchspielen". Bemerkenswert ist nicht nur das „Spielerische" als neue Qualität, sondern auch die Tatsache, daß Klienten, die sich in der Realität als unbeweglich oder gezwungen erlebten, diesen Lebenssituationen in der Phantasie allgemein gelöster oder sogar konkret anders begegnen. Insgesamt werden eher Handlungsalternativen entwickelt als ein Rückzug phantasiert.

Nach der Art ihrer gedanklichen Prozesse befragt, äußern die meisten, daß sie weniger verbal-kognitive Auseinandersetzungen phantasieren, als vielmehr Qualitäten wie „Gespür für die Situation", „Intuition" und „gefühlsmäßiges Entscheiden" zur Geltung kommen lassen.

Es scheint also, daß die in der Arbeit angeregte Grundhaltung einer Zugewandtheit zur Außenwelt i. S. der Evolutionsformen [12] sich auch im „Probehandeln" niederschlägt.

Veränderungen in der Traumtätigkeit

Die Kei ra ku-Wandlungs- und Zustandsformen besitzen eine elementare ganzheitliche Gestalt, deren archetypische Symbolik im direkten Umgang mit ihnen erfahrbar wird; ihre Thematik kann nicht allein kognitiv begriffen werden, sie erschließt sich als psychophysiologische Gesamtheit, sobald man sie im Beziehungsraum mit einem Gegenüber realisiert.

Hieraus zog ich den zunächst hypothetischen Schluß, daß eine intensive Realisierung über die Aktivierung des bildhaften Erlebens auch das Traumgeschehen anregen müßte.

Tatsächlich zeigen die Erfahrungen in der Praxis allgemein bei der Anwendung psychotonischer Verfahren, insbesondere jedoch in der Kei ra ku-Arbeit, eine Zunahme der Traumtätigkeit und eine bessere Erinnerbarkeit der Träume. [13]

Bei den Träumen läßt sich eine Verbindung zur thematischen Arbeit mit den jeweiligen Kei ra ku erkennen, bezüglich der Wandlungsformen wie der Zustandsformen. [14] Das Kei ra ku-Thema ist in seiner archaischen Symbolik gewissermaßen der Kristallisationskeim, aus dem sich persönliche Gestaltung und Färbung des Themas entwickeln.

Im Unterschied zur Phantasietätigkeit (s. o.) bleibt jedoch die emotionale Qualität des Traums unbeeinflußt; es werden gleichermaßen weltzugewandte (evolutive) wie rückzugsbetonte (involutive) Episoden geträumt, unabhängig von Art und Dauer der psychotonischen Arbeit. [15]

Abschließend ein Beispiel: Mit einer Klientin wurde intensiv an der Thematik des „Andreaskreuzes" gearbeitet, während der sie sehr positiv das Aufgehobensein in der Gruppe erlebte. Kurz danach träumte sie alptraumhaft ihre frühere Isolation als kleines Kind in einem Kindergarten.

Es folgte also einer positiven aktuellen Erfahrung der Schatten vergangener unbewältigter Verletzungen und Ängste. Deren Integration war dann Gegenstand der Psychotherapie.

4. Fallbeispiele

Die Fallbeispiele sollen ein wenig die bisherigen Ausführungen illustrieren. Sie sind ausgewählt worden zu verschiedenen Aspekten der Anwendung psychotonischer Verfahren...

Beispiel 1: ... in der Therapie einer psychosomatischen Störung,
Beispiel 2: ... ad hoc in einer Psychotherapie,
Beispiel 3: ... in einer Paartherapie.

Fallbeispiel 1: Herr D.

Herr D. kam nach einem medizinischen Kuraufenthalt, wo man ihm nahegelegt hatte, sich im Rahmen einer Therapie mit seinen seit Jahren wiederkehrenden Symptomen allgemeiner Leistungsschwäche, Niedergeschlagenheit und Unlust auseinanderzusetzen. Er klagte häufig über Schwere in den Gliedern und über schlaffe Muskulatur. Organisch bestand kein Befund, die Symptome schienen psychisch bedingt.

Bisher erlebte Herr D. seine Muskelfunktionen als krank und defizitär, die Reaktionen der Umwelt waren hilflos bis abwehrend (von Aufforderungen zu mehr Sport bis hin zu Vorwürfen, sich nicht so gehen zu lassen). Der Muskelapparat war also etwas, was er am liebsten gar nicht besäße, den er abzutrennen und zu verleugnen wünschte.

Zunächst wechselten einfache Übungen zum Transsensus mit Gesprächen, und Herrn D. gelang es nach und nach zu erkennen, daß seine körperlichen Leiden auch eine Aussage seiner Person gegenüber der Außenwelt darstellen, selbst wenn sie den Charakter der Leistungsverweigerung und des Nicht-Wirken-Wollens tragen.

Als Herr D. das Bewegen und Gegenbewegen mit seinen Armen realisieren konnte, wurde mit dem verbal-taktilen Eutonieaufbau am Rücken begonnen. Dieser war über längere Zeit eine Gratwanderung zwischen Hinwendung und Rückzug.

Herr D. vermochte jedoch, seinen Begegnungsraum auszudehnen, und er erfuhr so, daß als Alternative zu Leistungszwang und Muskelkontraktion nicht nur Verweigerung und Schlaffheit existieren, sondern auch ein tonisiertes Hinwenden im Kontakt.

Ein Gespräch über Gefühle und Erlebnisse während des Eutonie-Aufbaus wurde bewußt nicht durchgeführt, um auf einer Ebene der Begegnung zu bleiben und einen Leistungsdruck zu vermeiden, der unweigerlich wieder zur Kontaktverneinung über die Symptome geführt hätte.

Herr D. wurde gebeten, ein Tagebuch und ein Traumtagebuch zu führen.

Die psychotonische Behandlung wurde beendet, als Herr D. die Ringeutonie realisieren konnte.

Als Ausgangsmaterial der nun folgenden Psychotherapie wurden die Aufzeichnungen aus seinem Tagebuch verwendet.

Während der Psychotherapie nahm ich bisweilen auf Wunsch von Herrn D. Eutoniebehandlungen vor. Sie waren für uns beide eine gute Möglichkeit, die Veränderungen in der Begegnungsfähigkeit zu verfolgen.

Fallbeispiel 2: Frau Z.

Frau Z. war beunruhigt von einem Phänomen, das ihr bisher unbekannt war und wofür sie keine Erklärung besaß: Seit einigen Tagen verspürte sie, wie ihre Energie den Rücken hinauf und hinunter liefe mit einer beängstigenden Intensität. Sie brächte es mit dem unbestimmten Gefühl in Verbindung, daß sich demnächst in ihrem Leben schicksalhafte Veränderungen anbahnten. Es seien aber nur Vorahnungen, nichts sei konkret bestimmbar. Das einzig Konkrete sei das „Symptom".

Nun kann man verschieden damit umgehen: Die sicherlich ungeschickteste Methode wäre, auf der verbalen Ebene zu bleiben. Selbst wenn man so allgemein übliche wie triviale Fragen nach dem Motto „Was will Ihr Rücken Ihnen damit sagen?" vermeidet, würde man dennoch über eine vergebliche Suche nach Erklärungen nicht hinauskommen. Man täte der Situation Gewalt an insofern, als man körperliche Phänomene direkt in sprachliche Muster übersetzen will. Dieses Vorgehen wäre kurz umschrieben mit: In den Griff kriegen durch Kontrolle. Der Zugang zu tieferem Bedeutungsgehalt wäre dann erfolgreich verschüttet.

Ein adäquateres Umgehen ist, Klientin und Therapeut Raum und Zeit zu geben, um das Geschehen am Rücken noch mehr Gestalt annehmen zu lassen. Der Therapeut muß sich dazu ebenfalls auf die sensomotorische Ebene begeben und versuchen, die eigene körperliche Resonanz in bezug auf den Zustand der Klientin zu erspüren, gewissermaßen mitzuschwingen und zugleich zu beobachten.

Hier beginnt dann die gemeinsame Suche nach der Hintergrundsthematik körperlicher Phänomene. Ihr Inhalt ist völlig individuell und keinem Diagnoseschlüssel zu entnehmen. Dennoch gibt es Anhaltspunkte auf dem Hintergrund der Kei ra ku.

Im folgenden soll der Prozeß der gemeinsamen Suche skizziert werden: Zunächst wurde versucht, einen Kontakt am Rücken (Obtentus) herzustellen, d.h. herauszufinden, ob es der Klientin gelingt, die ziellosen Energien am Begegnungspunkt zu konzentrieren. Kontakt und gewisse muskuläre Lösungsvorgänge waren zu spüren, doch wurden sie ständig von der Unruhe in anderen Rückenbereichen überlagert.

Auch der Versuch, über die „Dämoncharakteristik" (aktive Dehnung von BL/Dü) ein Thema anzubieten, schlug fehl: Es gelang der Klientin nicht, „etwas auf ihren Buckel zu nehmen" oder „sich mit dem Rücken an der Welt zu reiben" und zugleich frontal einen Eigenraum zu beanspruchen; der Tonus in den Armen konnte nicht gehalten werden.

An dieser Stelle gingen wir wieder zum Gespräch über; denn wir besaßen nun eine Reihe von Themen, mit denen wir weiterarbeiten konnten, wenn auch in Abgrenzung von diesen.

Die Klientin formulierte, daß es ihr nicht entspräche, etwas Schicksalhaftem, das auf sie zukäme, im Sinne des „Dämons" zu begegnen. Auch sei sie trotz aller Dynamik und Lebendigkeit nicht in der Stimmung, raumgreifend nach außen wirken zu wollen. Vielmehr spüre sie am Rücken eher eine Schutzlosigkeit, eine Unsicherheit, ob sie alles überhaupt tragen könnte.[16]

Es kristallisierte sich heraus, daß es nicht so sehr um ein Handeln geht, sondern um das Einnehmen einer geeigneten Bereitschaftshaltung.

Im Gespräch wurde deutlich, daß die Klientin eine Haltung anstrebte, der thematisch der Yang Qiao Mo am nächsten kam: Es ging um einen Schutzraum im Rücken, wie ein „Windschirm" oder „Pelzmantel", der den Raum nach hinten weich und sicher begrenzt. Außerdem brauchte die Klientin angesichts der vagen Vorahnungen die Möglichkeit zu Überblick und Vorausschau (etwas, das der „Dämon" nicht beinhaltet).

Durch langsames Anstreichen des Yang Qiao Mo wurde versucht, im gesamten Meridianverlauf die Bereitschaft zum Transsensus wachzurufen. Der entscheidende Unterschied zum ähnlichen Vorgehen am Anfang der Behandlung bestand darin, daß die Klientin nicht „irgendwie" zu mir (über meine Hand) Kontakt aufnehmen sollte, sondern dies jetzt auf dem Hintergrund einer in ihr lebendigen und den therapeutischen Kontakt bestimmenden Thematik tat.

Der Transsensus war jetzt unschwer zu realisieren; die Empfindungen unkontrollierbarer Energieströme entlang dem Rücken verringerten sich während der Arbeit am Sondermeridian erheblich. Mittels der angebahnten Bezugsthematik konnte die Klientin die Phänomene integrieren.

Fallbeispiel 3: Herr P.

Herr P. erschien mit asthmatischen Beschwerden, unter denen er zuletzt während der Pubertät gelitten hatte. Sie traten ausschließlich in häuslich-familiärer Situation auf, wo Herr P. sich als impotent in geistig-seelischer und körperlich-sexueller Hinsicht erlebte.

In der folgenden Sitzung mit dem Ehepaar P. wurde deutlich, daß beide zwar sehr differenziert über sich und ihre Gefühle sprechen konnten, dies aber so abgetrennt von ihren Emotionen – und insbesondere von ihren Aggressionen – taten, daß im Nu eine atembeklemmende Atmosphäre entstand.

Hier diente die verbale Ebene vorwiegend der Abwehr jeglicher Impulse und zur Bewahrung der Distanz. Deshalb wurde die Therapie auf psychotonische Arbeit verlegt:

Begonnen wurde mit einer simplen Übung, bei der beide Partner sich vis à vis gegenüberstellen und gegenseitig die Handflächen aneinanderlegen. Beide konnten sich jetzt beliebig bewegen, ohne jedoch den Kontakt abbrechen zu lassen, d.h. die Berührung zu lösen.[17]

Eckige Armbewegungen und eine starr aufrechte Haltung beider Partner verdeutlichten auf der körperlichen Ausdrucksebene ihre Beziehung zueinander. Das Vorherrschen muskulärer Versteifungen i.S. involutiver Haltung kennzeichnen die Abwehr kontaktender und aggressiver Gefühle.

Während dann im weiteren Übungsverlauf sich bei Frau P. Schmerzen im Arm- und Schulterbereich bemerkbar machten, ansonsten sie aber zunehmend beweglicher wurde, nahm Herr P. eine Haltung an, die sehr charakteristisch einer Mischform der negativen Kei ra ku Dü/BL im Beckenbereich und negativen G/KS im Thoraxbereich entsprach.

An diesem Punkt wurde die Übung unterbrochen und beide Partner gebeten, unter Beibehaltung ihrer Stellung die eigene Haltung und die des Partners zu betrachten und auf sich wirken zu lassen.

Beiden wurde sofort die Komplementarität ihrer Körperhaltung bewußt und damit ihr Beziehungscharakter. Ein introspektives Erspüren der eigenen Körperempfindungen erbrachte für Herrn P. auch den thematischen Zusammenhang seiner bisher als getrennt wahrgenommenen Symptome (wie Kreuzschmerzen, Beinschmerzen, Händekribbeln, Atemnot). Indem diese aus der unmittelbaren körperlichen Erfahrung eine Bezugsthematik zur Außenwelt bekommen hatten, wurden sie in ihrer persönlichen Bedeutung auch verbal mitteilungsfähig, ohne dabei vom Gefühlshintergrund abgetrennt werden zu müssen.

Zunächst wurde auf psychotonischer Ebene weitergearbeitet: Vorrangig wurde die Dämoncharakteristik (Dü/BL-Evolutionsform) gestärkt und anhand persönlicher Thematik entwickelt. Außerdem wurde das Gespür für die Haltung im Raum entwickelt. Beide Partner plazierten sich so im Raum, daß sie aufeinander Bezug nehmen konnten, ohne eine Abwehrhaltung einnehmen zu müssen aufgrund zu großer und daher bedrohlicher Nähe.

Es wurde komplementär mit den Haltungsformen Yin Wei und Yang Wei gearbeitet, wobei Herr P. ermutigt wurde, vermehrt seinen eigenen Impulsen zu vertrauen (Yin Wei), während Frau P. darin gestärkt wurde, reaktionsbereit zu sein, ohne sofort zu handeln (Yang Wei). Von der Thematik war es praktisch die Umkehrung der bisherigen komplementären Beziehungsstruktur. Es zeigte sich, daß relativ schnell die Beweglichkeit beider Partner zunahm in körperlicher, wie in emotional-geistiger Hinsicht. So wurde der Weg frei zu einer regen Auseinandersetzung über die persönlichen und ehelichen Schwierigkeiten.

Ohne die Psychotonik wäre der Prozeß wesentlich zögernder in Gang gekommen und hätte bei weitem nicht so vielfältig und dynamisch gestaltet werden können. Es wurde ein Weg zur Lösung der Beziehungsstarre beschritten, die alle Beteiligten produktiv und motivierend erlebten; denn die gestauten Aggressionen wurden weder verredet noch verleugnet, sondern sie konnten eingesetzt werden zur Beziehungsgestaltung im Partnerbezug.

Aggressionen, die im gegenseitigen Kontakt geäußert werden, wirken auch in heftiger Form nicht vernichtend. Voraussetzung sind aber ein vorhandener Bezug zum Partner und eine Öffnung zueinander. Dann tritt neben die erlebte Schutzlosigkeit und Verletzbarkeit gleichzeitig das Gefühl, etwas „abfedern“ zu können, ohne sich verschließen zu müssen.

Diese für Auseinandersetzungen so wichtige Haltung gelang es, mit der psychotonischen Herangehensweise zu erarbeiten.

Anmerkungen

[1] Im übrigen kann ohnehin jeder aus eigener Erfahrung bestätigen, daß Reifeprozesse an Begegnungen geknüpft und in Beziehungen gelebt werden.
[2] Zur Einbeziehung der chinesischen Meridianlehre Kei ra ku vgl. *Glaser*, 1980.
[3] Zur Physiologie der Intentionsbewegungen vgl. *Glaser*, (1984, 1986)
[4] Natürlich besteht auch eine Wirkung psychotonischer Verfahren aufs Vegetativum, allerdings erfolgt sie in indirekter Weise über das Bewegungs- und Atemgeschehen.
[5] vgl. *Fine* et al. (1981)
[6] *Glaser* (1986)
[7] s. Fallbeispiel Nr. 1
[8] *Montagu*, zit. n. *Lowen* (1974)
[9] vgl. *Grof* (1985)
[10] Es wäre verhängnisvoll, wenn der Therapeut in Verkennung der Situation und seiner eigenen Grenzen diesen Schutz als generellen Widerstand des Patienten gegen Veränderungen mißinterpretiert und ihn womöglich noch zu behandeln versucht, anstatt ihn als Ausdruck der aktuellen Beziehung zu verstehen und von sich aus wieder den Kontakt herzustellen.
[11] Atemmassage, Eutonieaufbau, Arbeiten mit den GFE Kei ra ku
[12] vgl. *Glaser*, 1984
[13] Hier liegen derzeit noch zu wenige Beobachtungen vor, als daß generalisierbare Aussagen gemacht werden könnten.
[14] vgl. *Glaser*, 1977, 1980
[15] An dieser Stelle sei auf die Arbeiten *Grofs* hingewiesen, der als Grundlage psychischer Verarbeitungsmuster relativ stabile „COEX-Systeme" (systems of condensed experience) annimmt. vgl. *Grof*, 1985
[16] Spätestens hier wären nun konventionelle Körpertherapien am Ende, da diese häufig nur das aktive körperliche Selbstentäußern und handelnde Umgehen mit der Außenwelt kennen, nicht jedoch das, was in der Psychotonik die Zustandsformen repräsentieren: „Den Zustand der Bereitschaft des Menschen zum Umgehen mit der Welt" (*Glaser*, 1977, S. 11)
[17] Diese Übung ist allgemein bekannt und gehört nicht speziell zu den psychotonischen Verfahren. Der psychotonische Aspekt besteht darin, daß die Partner gehalten sind, ihre Aufmerksamkeit auf ihren Bezug zum anderen zu richten und nicht auf sich selbst

Literatur

Brede, K.: Problemstellung in der psychosomatischen Medizin. Syndikat-Verlag, Ffm., 1980.

Engel, G. L.: Untersuchungen über psychische Prozesse bei Patienten mit Colitis ulcerosa. In: *Brede, K.* (Hrsg.) Einführung in die psychosomat. Medizin. Ffm., 1980.

Fine, R. et al.: Psychotanz als Übungsverfahren und Methode der Psychotherapie. In: *Petzold, H.* (Hrsg.), Psychotherapie und Körperdynamik. Junfermann-Verlag, Paderborn, 1981.

Glaser, V.: Die chin. Meridiane als Elemente der Beziehung. Unveröff. Ausbildungsmaterial, 1977.

Glaser, V.: Eutonie. Haug-Verlag, Heidelberg, 1980.
Glaser, V.: Reicht unsere heutige Wissenschaft aus, das chin. Meridiansystem zu erklären? Erfahrungsheilkunde. 9 (1984).
Glaser, V.: Rehabilitation efferenter Bahnsysteme über taktilkinetische Stimulation kommunikativer Intentionen. Unveröff. Vortrag, Prag, 1986.
Grof, S.: Vorstoß ins Unbewußte. In: *Walsh, R.* und *Vaughan F.* (Hrsg.): Psychologie in der Wende. Scherz-Verlag, München, 1980.
Grof, S.: Geburt, Tod und Transzendenz. Kösel-Verlag, München, 1985.
Lowen, A.: Bioenergetik. Rowohlt-Verlag, Reinbek, 1974.
Marty, P.: Die allergische Objektbeziehung. In: *Brede, K.* (Hrsg.) Einführung in die psychosomat. Med., Syndikat-Verlag, Ffm., 1980.
Schur, M.: Zur Metapsychologie der Somatisierung. In: *Overbeck* (Hrsg.) Seelischer Konflikt – Körperliches Leiden, Rowohlt-Verlag, Reinbek, 1978.
Weidlich, S.: Der psychosomatische Patient aus der Sicht der psychoanalytischen Erstuntersuchung. Ffm., 1974.

Erkenntnisse und Impulse aus Atemtherapie/Psychotonik für die Psychotherapie Parallelen und Querbezüge zu bedeutenden Leib- und Psychotherapierichtungen

von *Frederik Briner*

Welche theoretischen Konzepte und praktischen Handlungsanweisungen können in der Psychotherapie übernommen werden? Welche Erkenntnisse *Glasers* können dem Psychotherapeuten helfen, seinen Patienten besser zu verstehen und besser zu therapieren?

Therapieziele in Gesprächs-Psychotherapien

Wie *Agnes Wild-Missong* in ihrem Nachruf auf *Carl Rogers* schreibt, ist Gesprächspsychotherapie eine Form des Seins und nicht eine anzuwendende Technik: „Der Gesprächspsychotherapeut will nichts von oder für seinen Klienten, als ihn vollständig verstehen. Verstanden werden, um sich selbst verstehen zu lernen – so simpel und so komplex zugleich, hat diese Haltung *Rogers* an alten Wertvorstellungen unserer Kultur gerüttelt, weil sie zur Philosophie des selbstbestimmten Menschen führt, und die Macht und Herrschaft in zwischenmenschlichen Beziehungen zu überwinden sucht."

Von *Carl Rogers* entwickelt, von der Gesprächspsychotherapie vertreten, haben andere Therapieformen der humanistischen Psychologie die Anforderungen an den Therapeuten übernommen, einfühlend und annehmend zu sein. Einfühlung und Annahme gelten als die unbestrittenen Parameter, welche beim Patienten das Gefühl, verstanden und angenommen zu sein, auslösen.

Das Leib-Seele-Problem in der Therapie

Da psychische Symptome auch körperlich, körperliche Symptome auch seelisch erlebt werden und einer gleichzeitigen Behandlung von beiden Seiten her zugängig sind, setzen sich immer mehr kombinierte körperlich/sprachliche Therapiemethoden durch. Beispiele: Integrative Bewegungstherapie, die Initiatische Therapie, Körperorientierte Gruppenpsychotherapieformen. Den Anfang in Richtung kombinierter sprachlich-körperlicher Therapiemethoden machten *Wilhelm Reich* und *Frederick Perls. Perls* kritisierte schon 1947 die Immobilisierung unseres motorischen Systems als Problematik der reinen Psychoanalyse, womit er das „Setting" des ruhigen Liegens auf der Couch meinte. Für eine sprachlich/körperlich kombinierte Therapiemethode spricht sich *Perls* aus, wenn er sagt: „Eine Person, die an zuviel Intellekt und zuwenig Gefühl leidet, mit mehr Intellekt zu füttern, ist ein technischer Fehler."

Wie kann der Therapeut operational sein Einfühlen und seine Annahme dem Patienten gegenüber deutlich machen? Hier hilft der Begriff *Glasers*:

Transsensus

Der Therapeut muß fähig sein, über sich hinaus zu spüren, sich in den Patienten einzufühlen. Auf der leiblichen Ebene geschieht das, indem der Therapeut den Patienten berührt. In immer mehr Psychotherapieformen ist Berührung nicht nur erlaubt, sondern indiziert, jedenfalls nicht mehr expressis verbis, wie im klassischen Abstinenzgebot der Psychoanalyse, verboten. Unter seiner Hand spürt der Therapeut die Reaktion als taktile Antwort auf sein Anfassen. Nur wenn er fähig ist, Fingerspitzengefühl zu entwickeln, das heißt, über die Hand hinauszuspüren, wird er die taktile Antwort richtig diagnostizieren. Er spürt aus Muskelreaktion und Atemform, ob die Antwort kontaktend ist, oder ob er Flucht, respektive Abwehr des Patienten wahrnimmt. Die erwünschte Reaktion seitens des Patienten ist der Obtentus. Transsensus und Obtentuswahrnehmung (in der *Glaser*-Ausbildung lange und intensiv geübt), sind Funktionen, die für jeden mit oder am Leib des Patienten arbeitenden Therapeuten jeglicher Richtung ein wertvolles Instrumentarium darstellen. Er wird lernen müssen, selber über eine gute und sensible Berührungsqualität, ‚hörende' und ‚sehende' Hände, d. h. ‚listening hands' zu verfügen, spürig zu sein, um die taktile Antwort aus Muskeltonus und Atemform richtig zu entschlüsseln.

Für viele Therapeuten, welche gerne intervenieren, manipulieren, einen Reiz setzen, ist es schwer, einfach nur da zu sein, wahrzunehmen, die taktile Antwort des Patienten auf sich einwirken zu lassen. Therapeuten sind meist begierig, Techniken des Anforderns, des Lockens und der Atemveränderung kennenzulernen, wenn sie erstmals von der Atemtherapie/*Psychotonik* hören. Ganz besonders fasziniert sind die ‚Veränderer' unter den Therapeuten von sogenannten atemzwingenden Punkten. Am liebsten würden sie damit beginnen, diese kennenzulernen, um den Patienten in der von ihnen gewünschten Richtung beeinflussen zu können.

Gibt man Ausbildungskandidaten den Auftrag, einen anderen Menschen anzufassen, dessen Atem wahrzunehmen, sind die meisten versucht, sofort am Atem herumzumanipulieren. In Demut dazusein, wahrzunehmen, zu spüren und zu diagnostizieren, ist ihnen zu wenig spektakulär. Sie möchten verändern, induzieren, Impulse geben und neigen dazu, den anderen Menschen damit zu vergewaltigen.

Unsere Hypothese lautet: Wer auf der Leibebene fähig ist, wahrnehmend-begleitend, nichtmanipulativ dem Atem eines Menschen zu folgen, wird im therapeutischen Gespräch zu mehr Annahme und Einfühlung befähigt sein. Die Umkehr dieses Satzes gilt dagegen nicht. Der verbal empathische Therapeut garantiert nicht für Transsensus in der Körperarbeit.

Die Fähigkeit, bewußt mit Transsensus umzugehen, ist meines Erachtens *auf der Leibebene die Operationalisierung seelischen Einfühlens und geistigen Verstehens.* In der Ausbildung von Gesprächspsychotherapeuten (nicht nur im Sinne von *Carl Rogers*, sondern gemeint sind alle verbalen Therapierichtungen) müßte gefordert werden, daß der Ausbildungskandidat über Transsensus verfügt, um Reaktionsformen als Kontakt, Flucht oder Abwehr richtig diagnostizieren zu können. Auch da sind wir überzeugt von der Transferwirkung: *Wer auf der Leibebene Transsensus entwickelt hat, der wird auch im Gespräch (auf der geistig/seelischen Ebene) Einfühlung und Annahme ausstrahlen.* Bekanntlich gehört zu *Rogers* Kriterien der Empathie und der Annahme auch die Forderung nach Echtheit und Kongruenz des Therapeuten. Eine Gratwanderung der Therapie besteht darin, stets die Balance zwischen einerseits Empathie und Annahme, andererseits Konfrontation mit der Person in der kongruenten Kompetenz des Therapeuten zu finden. In jedem Fall wird der Patient mit der Persönlichkeit des Therapeuten konfrontiert. Gesprächstherapeuten, die selber nur einen schlechten Zugang zu ihrem Körper haben, sollten besser die Hände von Patienten lassen. Unabdingbare Voraussetzung für die Arbeit mit und am Leib des Patienten ist die durch Transsensus ausgezeichnete Berührungsqualität. Nichts Schlimmeres kann dem Patienten geschehen, als wenn ein Therapeut uneinfühlsam an ihm herum ‚touched', oder wenn er ihn manipulativ in eine bestimmte Richtung zwingt.

Atemtherapie/Psychotonik und Psychotherapie

Der Trend der letzten Jahre, zu hinterfragen, ob man alle Antworten in *einer* bestimmten Schule der Psychotherapie finden kann, zeigt, daß wir neuen Ideen gegenüber mißtrauisch sind, die neuen Informationen aber doch verarbeiten. In diesem Sinn kann die Gesprächstherapie von manchen Formen der Leibtherapie Konzepte und Praktiken übernehmen, welche sie erweitern und ergänzen. Psychotherapeuten haben schon immer andere Ansätze dahingehend untersucht, was sie ihnen zu bieten haben. Der Zugang zu *Glasers* Atemtherapie/*Psychotonik* wird den Psychotherapeuten nicht ganz leicht gemacht, weil eine ganz eigene Welt von Begriffen verwendet wird, welche auf den ersten Blick nicht kompatibel mit der „Psychotherapie-Sprache" erscheinen. Die Forderung jedoch, den Patienten ganzheitlich wahrzunehmen und zu behandeln, ist erkannt und anerkannt! Wie aber soll dies in der täglichen Praxis geschehen? In einem ganzheitlich-integrativen Psychotherapieansatz müssen nonverbale Aktionen eng mit verbalen verknüpft sein, so daß wohl Erlebnismöglichkeiten gegeben sind, diese aber nach der Aktionsphase stets auch verbal integriert werden. Nur durch die Erweiterung von Verhaltensweisen und Einsichtsleistungen kann eine Neuorientierung gewonnen werden. Durch Einsicht und die Übernahme von Verantwortung gelingt der Transfer aus dem therapeutischen Setting in den sozialen Kontext.

Es ist bedauerlich, daß die Erkenntnisse von *Glasers* Atemtherapie/*Psychotonik* bis heute nicht vermehrt in die Ausbildung von Psychotherapeuten übernommen wurden. Es mag daran liegen, daß *Glasers* Lehrplan weder verbale Konfliktaufarbeitung beinhaltet, noch Anleitung zur Gesprächsführung bietet. Ein weiterer Grund besteht darin, daß *Glaser* grundsätzlich und primär an seinem Konzept der menschlichen Gesundheit, des menschlichen Wohlbefindens festhält und eine eigene Psychopathologie, die sich logisch stringent aus den Kei ra ku-Bewegungsentwicklungsformen ableitet, nur sehr sekundär behandelt. Indem er sich an der Gesundheit und am Wohlbefinden idealtypisch orientiert, steht er in der Nähe der Gestalttherapie, welche sich ebenfalls an den Potenzen und Kompetenzen der Patienten orientiert – erst dann die Defizite betrachtet.* Es ist unbestritten, daß sich jede gute Psycho-

* Vgl. *Briner*, 1983.

therapie nicht vorwiegend an den Defiziten, den Mängeln der Pathologie orientiert, sondern am Entwurf einer gesunden, reifen Persönlichkeit, am menschlichen Wohlbefinden.

Andere atemberücksichtigende Therapieformen

Auffallend ist ein Unterschied zur Biosynthese, der Therapieform von *David Boadella,* welcher als somatischen Aspekt der Gesundheit definiert: „Die Atmung ist regelmäßig und rhythmisch bei freier und leichter Bewegung des Brustkorbes." *Glaser* hingegen definiert die idealtypische Atmung stets als „situationsangemessen". Nicht die immer gleiche Atmung ist Ausdruck der Gesundheit, sondern die Fähigkeit, sich dynamisch auf die je verschiedenen Anforderungen des Lebens einzustellen.

Nach meiner Kenntnis ist *Glasers* Atemtherapie, im Vergleich zu anderen Formen, wie z. B. der Biosynthese, der Bioenergetik oder des Rebirthing weniger spektakulär. *Glaser* geht davon aus, daß die Hinwendung der Aufmerksamkeit des Patienten auf seinen Atem schon Hemmungen und Kontrolle aufbaut, so daß er nicht mehr situationsangemessen atmet, sondern (mehr oder weniger unbewußt) seinen Atem beeinflußt. Kein von *Glaser* ausgebildeter Atemtherapeut wird den Atem (verbal) ansprechen. Hingegen wird er den Atem wahrnehmen und ihn indirekt beeinflussen, indem er den Patienten zu einer Stellungnahme aufruft und zwar a) durch taktile Zuwendung, sei es durch Locken, durch Anfordern oder durch die Arbeit an den ‚atemzwingenden Punkten' auf den Meridianlinien oder b) durch Bewegungsübungen auf der Basis des Kommunikativen Bewegens und der Kei ra ku.

In den drei vorerwähnten Therapieformen (Bioenergetik, Biosynthese und Rebirthing) wird *aktiv* darauf hingewiesen, der Patient möge im verbundenen Atemrhythmus (Einatmung, Ausatmung; ohne Pause gleich wieder zur Einatmung) durch sogenannte Rundatmung seinen Grundumsatz steigern, durch Streßbelastung (aktiv-dynamische, sehr oft auch statische Muskelbelastung) tiefer atmen oder willentlich seine Atmung (meistens in Richtung Vollatmung) verändern. Bioenergetik und Biosynthese sind davon überzeugt und beweisen auch sehr eindrücklich, daß durch vertieften Atem nicht nur vermehrt Sauerstoff zu den lebenswichtigen Organen geführt wird, womit eine Energieaufladung stattfindet, sondern daß auch heftigste und feinste Gefühle evoziert werden, welche ohne diese Tiefatmung nie zum Ausdruck kämen. Patienten fallen durch Tiefatmung in verschieden tiefe Regressionsformen bis zur post-, peri- oder pränatalen Phase. Sie erinnern sich an Vorgänge vor oder während ihrer Geburt, die sie nie bewußt haben registrieren oder speichern können, die aber doch in ihrem unbewußten Leibgedächtnis als Konfliktpotential zurückgeblieben sind.

Das Erlernen des Umgangs mit dem Patienten, sei es durch Atemtherapie, psychotonische Arbeit oder Kei ra ku, fordert viel Fleiß, Ausdauer, Beobachtung und Selbstkritik. Biosynthese und Bioenergetik wie auch Rebirthing bieten viel rascher spektakulären Gefühlsausdruck und kathartische Erlebnisse. Heute besteht der Trend unter Ausbildungskandidaten von Therapieschulen, sich raschwirkende, tiefgehende Interventionsformen anzueignen, um Erfolgserlebnisse bei Patienten (und für sich) zu gewinnen.

Kei ra ku

Faszinierend für den Psychodiagnostiker und den Psychotherapeuten ist die Möglichkeit, aus eindeutigen Bewegungsmustern psycho-diagnostische Schlüsse zu ziehen. Sichtbar gemacht wird die Korrelation und Korrespondenz zwischen Spannungsverteilung in der Muskulatur und der emotionalen Charakteristik der Persönlichkeit. *Glaser* glaubt, in den sechs Kei ra ku archetypische, im Menschen angelegte Bewegungsmuster gefunden zu haben, die dann zur Geltung kommen, wenn der Mensch in einer spezifischen Thematik auf seine Umwelt einwirkt. Er geht davon aus, daß der Mensch die sechs Stufen der Bewegungsentwicklung durchlaufen muß, um eine möglichst ideale Persönlichkeit zu verwirklichen. Der Mensch muß fähig sein, alle diese sechs verschiedenen Lebensthemen ausdrücken zu können, wobei je drei einer Hierarchie der Yang- und drei einer solchen der Yin-Charakteristik entsprechen. Der Heilpädagoge *Paul Moor* gibt, ohne Yang und Yin zu nennen, eine Definition dieser beiden Seiten seelischer Regungen. Die eine nennt er Vorgang, Erregung, Antrieb, Intensität, Kraft als *dynamische* Seite des Erlebens. Die zweite Zumutesein, Zustand, Stimmung als *pathische* Seite des Erlebens, als Qualität.

Die Yin-Formen insgesamt symbolisieren *Altruismus:* Von anderen annehmen, mit anderen im Austausch stehen, andere vom eigenen Überfluß holen lassen; die Yang-Formen *Egoismus:* Sich holen, abgrenzen, seine Neugier befriedigen und eigene Werte direktiv weitergeben.

Im Spannungsfeld zwischen Altruismus und Egoismus spielen sich wesentliche Erkenntnis- und Wachstumsprozesse ab. In der psychotherapeutischen Arbeit, sei es Analyse, Therapie oder personal growth besteht ein großes Bedürfnis nach systematischen, bewegungs- und leibbezogenen Instrumentarien.

Im folgenden will ich die Kei ra ku unter den fünf Gesichtspunkten betrachten:

- Einerseits als *idealtypische* Ausprägungen *seelischer Gesundheit* sind die einzelnen Kei ra ku psychologische Komponenten seelischen Wohlbefindens,
- zweitens als *Anforderungsprofil* für Körper- und Psychotherapeuten,
- drittens als *operationale Psychodiagnostik,*
- viertens als Indikatoren für Defizite und Mängel einer eigentlichen *Psychopathologie,*
- fünftens als *Therapeutikum.*

Kei ra ku als Komponenten seelischen Wohlbefindens

„Dämon" Dynamik

Für den Psychotherapeuten einsichtig ist *Glasers* Forderung, daß der Mensch sowohl animalische Vitalkraft haben muß, daß er zupacken können soll, daß er sich das holt, was er braucht, sei es Nahrung oder Kontakt, daß er abstößt und abweist, was Gift für ihn ist, daß er in einem positiven Sinne Egoist sein kann: gut für sich sorgt. Ich kann mich wehren, mich durchsetzen, ich kann (muß aber nicht immer) aggredi (lat.: auf etwas/jemanden zugehen). *Glaser* nennt diesen Anteil im Menschen symbolisch den *Dämon.* (Der psychotherapeutisch Verbildete wird sich sofort fragen: Wie ist ein Mensch, dem diese Seinsqualität abgeht, der aggressionsgehemmt, scheu, unsicher ist, der sich nicht wehrt? *Glasers* Antwort wird sein, wir mögen uns zuerst den anderen *positiven* Seinscharakteristiken zuwenden, *bevor* wir eine *Psychopathologie* daraus ableiten.)

„Blüte" Konzeption

Als Ergänzung zum dynamischen Egoismus ist auf der Yin-Seite die *Blüte,* die in ihrer Charakteristik der Hingabe andere Menschen veranlaßt oder animiert, auf sie zuzugehen. Sie verändert die Welt auf pathische Art und Weise. Sie symbolisiert die Offenheit der Erde, welche den Samen aufnimmt.

„Wandler" Rhythmik

Zweites Yang-Merkmal des gesunden Menschen ist seine *Wandlungsfähigkeit* (Flexibilität). Er soll zu Neuem vordringen, neugierig erkunden, sich umstellen können, vorwärtsgehen, auch Schwierigkeiten umgehen, hinter sich lassen und spielerisch, rhythmisch Welt erfahren. Er wird dadurch wandlungsfähig, elastisch und beweglich sein.

„Andreaskreuz“ Diffusion

Pendant dazu ist die Fähigkeit, sich einzuordnen, gleicher und gleichwertiger Partner zu sein, sich in Normen einzufügen. Ich bin gerne wie die anderen, ich fühle mich wohl in der Menge, muß nicht dauernd meine Individualität herausstellen, kann für den Moment das Ego vergessen. Geltungs-, Macht- und Profitdenken hat hier keinen Platz. Das Vermitteln und Ausgleichen gehört zu dieser kommunikativen Fähigkeit, die Verbindung zwischen unten und oben, hinten und vorne (vgl. *Alfred Adler:* Minderwertigkeit und Kompensation).

„Weisender“ Direktive

Das dritte Yang-Merkmal ist die Reifung zur *Entscheidungsfähigkeit*, zum Weisen, Lehren, Verkündigen, Wege zeigen, „wahrlich, ich sage euch“, zum Predigen: Meine Wahrheit aufgrund meiner Erfahrung. Dann ist der Mensch bereit und fähig, seine Wertvorstellungen zu vermitteln. Mancher Therapeut wird sich selbst darin wiederfinden: aus einem bewußten, vielleicht auch unbewußten Bedürfnis heraus möchte er ein weisender Lehrer sein, der anderen Wege zeigt, Erkenntnisse aufgrund gelebter Erfahrungen vermitteln kann.

„Landsknecht“ Abundatio

Auf der Yin-Seite steht über der *Hingabe* des kleinen Yin und der *Anpassung an Normen*, in der Überwindung des Ego endlich die Fähigkeit, *„aus meiner Fülle zu geben“*, ohne dabei leer zu werden. Einen eigenen Standpunkt haben, gegründet sein in der Erde, sich zur Verfügung stellen mit der Botschaft: „Du kannst von mir holen, ich bin da, du kannst von mir profitieren, ich gebe aus meiner Fülle.“

„Integral“ Eutonie

Krönung dieser sechs Formen ist die Integralhaltung, welche alle Handlungsmöglichkeiten des Menschen enthält und in welcher eine eutone Spannungsregulation vorherrscht. Im Integral sind holistisch die übrigen sechs Kei ra ku-Formen enthalten.

Anwendungsbeispiel des „Integral“: In der Paartherapie machen wir mit dessen Anwendung besonders gute Erfahrungen.

Steht sich ein Paar gegenüber in der Integralhaltung, ist etwas von gegenseitigem Respekt und gegenseitiger Annahme zu spüren. Begibt sich der eine in den Raum des Integrals seines Partners, kann er eintreten, jenen Raum wieder verlassen und die Wirkung auf seinen Partner beobachten. Bleibt dieser im Integral, läßt er ein Zurückkommen zu. Läßt er hingegen die Arme sinken, kann das für den Partner bedeuten: „Wenn du mich nur um einen Schritt verläßt, darfst du nie wieder zurückkommen, dann sind die Brücken abgebrochen."

Dies soll ein Beispiel dafür sein, welch mannigfache Anwendungsmöglichkeiten die Kei ra ku-Bewegungs- und Ausdrucksformen in der psychotherapeutischen Praxis bieten. Es wäre ihnen eine weitere Verbreitung und Anwendung zu gönnen, in einer Zeit, wo ein großes Bedürfnis nach Bewegungspsychodiagnostik und systematischer Ausdrucksbeobachtung in Leib-, Psycho- und integrativ-holistischer Therapie besteht.

„Man fühlt sich nicht gesund, man ist es." *Volkmar Glaser* hat sich ein Forscherleben lang Gedanken darüber gemacht, was Gesundheit sei. In den sechs Kei ra ku-Formen und dem siebten, dem Integral, hat er wesentliche Bedingungen für gesundes, erfülltes seelisch/geistiges Leben in seinem leiblichen Ausdruck gefunden. Sind es alle Faktoren, alle Parameter? Darüber bestehen noch keine faktoranalytischen Forschungen. Ganzheitlich betrachtet, intuitiv, spürt man eine innere Stimmigkeit des Systems und eine logische Stringenz dieser Yin- und Yang-Formen.

Sich an einem Idealtypus zu orientieren, ist sowohl eine anthropologische, philosophische, pädagogische wie psychohygienische Fragestellung. Statt die Definition der Weltgesundheitsorganisation oder der Integrativen Therapie möchten wir zum Thema Gesundheit einmal die Belletristik bemühen. Aus dem Buch „Kippfigur" von *Robert Gernhardt:* „Der Gesunde ist gesund, der Kranke ist krank. Der Gesunde nähert sich dem Bett des Kranken behutsam. Unter Gesunden fühlt er sich nicht besonders gesund. Gesundheit fühlt man überhaupt nicht, höchstens, daß einzelne Körperfunktionen hin und wieder, selten, dem Gesunden zu verstehen geben, daß sie ganz besonders glanzvoll funktionieren. Man fühlt sich nicht gesund – man ist es." *

Kei ra ku als Anforderungsprofil für Therapeuten

Therapeuten, über deren ideales Anforderungsprofil in jedem Curriculum der Ausbildungsinstitute nachgelesen werden kann, möchten Lehrer sein, Begleiter, archetypisch gesehen „alte Weise" (vgl. *Verena Kast:* Paarbeziehungen), welche den Patienten Wege aufzeigen. In diese Rolle kann man nicht von oben hineinspringen. Deshalb fordert die Ausbildung zum Therapeuten

* Ad usum delphini: Der interessierte Leser schlage bei *Gernhardt* nach.

Selbsterfahrung, d. h. der Kandidat muß erst durch die Rolle des Klienten oder Patienten durchgegangen sein. *Glaser* würde sagen, er muß positiven Egoismus im Sinne vitaler *Dynamik* und Kraft in sich haben, er muß Lebenserfahrung, *Wandlung*, Umstellung, Vorwärtsgehen gelernt haben, um zur *Entscheidungsfähigkeit* zu gelangen. Manche depressiven Personen fühlen sich vom Beruf des Psychotherapeuten angezogen, sie möchten geben, geben, geben. Wenn sie aber nicht die Fähigkeit erworben haben, *auf- und anzunehmen*, sowie *auszugleichen*, werden sie auch nicht die *Fülle besitzen*, aus der heraus der Patient bei ihnen holen kann. Ohne diese Fülle werden sie rasch dem ‚burning-out' verfallen, sie werden bald ausgebrannt sein. Ohne diese Basis, ohne dieses Fundament aller sechs Kei ra ku bleibt das Predigen hohl. Wenn Wertvorstellungen dem Patienten ungelebt erscheinen, wird er die Lehren des ‚Weisen' nicht annehmen.

Wenn *Glaser* vom *Landsknecht* spricht (der Psychotherapeut würde die Bezeichnung „der Gebende" vorziehen), handelt es sich um die mehr passive Seite des Therapeuten, welcher die Botschaft vermittelt: „Du kannst bei mir holen, ich bin gegründet in der Erde, ich stehe fest, du kannst mich (im guten Sinne) benutzen. Energetisch vertrete ich meinen eigenen Stand und meinen eigenen Standpunkt. Ich kann mich zur Verfügung stellen, freigebig sein, hol dir das, was du brauchst." Damit fördert er beim Patienten die Fähigkeit, entweder sich aktiv holen und nachholen, oder auch sich anlehnen und in einer therapeutischen Beziehung vertrauensvoll öffnen zu können.

Ist der Therapeut auch *weisender Lehrer*, Begleiter, der Wege aufzeigt, so kann der Patient ihm ein Stück weit folgen, eingedenk jedoch *Kopp*s Buch: „Triffst du Buddha unterwegs, so töte ihn." „Glaubt nicht an irgendwelche Überlieferungen, nur weil sie für lange Zeit in vielen Ländern Gültigkeit besessen haben. Glaubt nicht an etwas, nur weil es viele dauernd wiederholen. Akzeptiert nichts, nur weil es ein anderer gesagt hat, weil es auf der Autorität eines Weisen beruht oder weil es in einer heiligen Schrift geschrieben steht. Glaubt nichts, nur weil es wahrscheinlich ist. Glaubt nicht an Einbildungen oder Visionen, die ihr für gottgegeben haltet. Glaubt nichts, nur weil die Autorität eines Lehrers oder Priesters dahintersteht. Glaubt an das, was ihr durch lange Prüfung für richtig erkannt habt, was sich mit eurem Wohlergehen und dem der andern vereinbaren läßt." In diesem Sinne kann der Bogen zum Buddhismus geschlossen werden, der ausdrücklich keinen Glaubensakt verlangt, denn das Zitat stammt aus einer Sutra und wird Buddha zugeschrieben.

Glaser bietet also ein ideales und operationales Anforderungsbild, von dem die Fähigkeit des Therapeuten aus seiner Körpersprache abgeleitet und interpretiert werden kann. Der Psychotherapeut muß kein idealer Mensch sein, aber er muß gut Bescheid wissen über seine Stärken und vor allem seine Schwächen. Man ist sich einig: Er soll unverzerrt wahrnehmen können, aber auch im besten Falle das, was wir unter seelischer Gesundheit verstehen, in sich verwirklicht haben.

Kei ra ku als operationale Psychodiagnostik im Vergleich mit Riemanns Systematik

Arbeitet man an den sechs Kei ra ku-Bewegungsmustern, wird sehr schnell sichtbar, wie einzelne Teilnehmer einer Gruppe ihre Fähigkeit zur *vital-dynamischen Kraft*, wie sie ihre *Wandlungs-* und *Entscheidungsfähigkeit*, wie sie *Hingabe/Aufnahme*, *Einordnung* und *Freigiebigkeit* als Lebensthema ausdrücken. Nicht an der ‚gymnastischen Bewegungsform' soll gearbeitet werden. Kei ra ku stehen stets im Bezug zu Mitmensch und Umwelt. *Das Thema* (sprachlich definiert) soll nonverbal zum je individuellen Ausdruck gebracht werden. Der geschulte Beobachter wertet Qualität und Intensität, Echtheit und Überzeugungskraft anhand der Atemform und der Lebendigkeit der Meridiane.

Man kann sich vorstellen, daß, wenn zehn Leute versuchen, diese Bewegungsmuster nachzuvollziehen, zehn verschiedene Ausdrucksqualitäten zu beobachten sein werden. Daraus läßt sich die Individualität des Menschen erkennen, mit seinen Stärken und seinen Schwächen.

*Fritz Riemann*s „Grundformen der Angst", eine Art Typologie, hat (als psychologisches Buch) Bestsellerauflagen erreicht. Wir glauben, Entsprechungen sehen zu können zwischen der Aggressionshemmung des *Depressiven*, der in der Regel kaum Dämoncharakteristik in seiner Körpersprache zum Ausdruck bringen kann. Charaktergepanzerte Willensmenschen dagegen fühlen sich nicht wohl und vermögen sich nur schlecht in der Blüte auszudrücken. Das ‚Path', das passive Veranlassen, das Sich-Hingeben und Überlassen, fällt ihnen schwer. Hier sehen wir eine Parallele zum *schizoiden* Charakter, der sich nicht hingeben, überlassen kann, aus Angst, seine Identität und Individualität zu verlieren.

Parallelen zum *hysterischen* Menschen sind bei dem Patienten zu erkennen, dessen Wandlungsfähigkeit zu gut ausgeprägt ist, der sich jedoch nicht einordnen, in verbindliche Normen einpassen, der niemals sein Ego vergessen kann, dem der überzeugende Ausdruck des Andreaskreuzes fehlt. Wem dagegen gerade diese Wandlungsfähigkeit fehlt, wird *zwanghafte* Mechanismen in sich tragen. Er hat Angst vor allem Neuen, vor jeder Umstellung, kann sich jedoch zu gut in vorgegebenen Normen zurechtfinden, wird überangepaßt sein, sich vermutlich in der Charakteristik des Andreaskreuzes, in der Aufgehobenheit der Menge wohlfühlen und einordnen.

Soweit der Versuch, Parallelen zu *Riemanns* Psychodiagnostik zu sehen.

Da *Riemanns* Typologie geprägt ist von menschlichen Grundformen der Angst (einem von den meisten Menschen als „negativ" bewerteten Gefühl), sind Parallelen nur zu den unteren Kei ra ku zu ziehen. *Glaser* weist über diese vier Grundformen hinaus auf Reifung und Transzendenz im „Landsknecht", der angstfrei aus seinem Überfluß spenden kann, sowie im „Weisenden", der mit Zivilcourage seine Wertvorstellungen direktiv vertritt.

Kei ra ku als Indikatoren der Psychopathologie

Die psychodiagnostische Betrachtungsweise führt zu differenzierten Interpretationen von Unvollkommenheiten, Mängeln, Defiziten – dem Abweichen von Eutonie, Gesundheit, Wohlbefinden.

Zur Psychopathologie wären (über die Defizite und Unvollkommenheiten hinausgehend) spezifisch die Involutionsformen hinzuzunehmen: Wenn die Evolutionsformen der Kei ra ku über die Dehnung und *Lösung* der Meridianlinien gewonnen wurden, kann man auch Erschlaffung und *Kontraktion* dieser Linien in den Involutionsformen körperlich zum Ausdruck bringen. In jeder der sechs verschiedenen Kei ra ku-Ausdrucksformen entsteht dann eine verzerrte und erschreckende Haltung, wie man sie bei psychotischen Menschen, vor allem in der psychiatrischen Klinik, antrifft.

Ich bin überzeugt, daß, würde man die Kei ra ku in ihren Evolutions- und Involutionsformen vermehrt als Bewegungsdiagnostik verwenden, eine hohe Objektivität zwischen der Beurteilung verschiedener Beobachter, wie auch eine große Reliabilität gefunden würde.

Die weitverbreitete bioenergetische Analyse im Gefolge von *Alexander Lowen* hat zur Persönlichkeits-, speziell zur Neurosendiagnostik eine Technik des Bodyreading entwickelt. Je nachdem, wo und in welcher Form muskuläre Panzerung und blockierte Atmung zu beobachten sind, schließt *Lowen* auf eine der fünf Grundformen: die schizoide, orale, psychopathische, masochistische oder rigide Charakterstruktur. In der Bioenergetik wird vorwiegend (statisch) die in einer Streßposition (zum Beispiel auf dem Atemschemel) liegende Person beobachtet. Die Kei ra ku haben demgegenüber den Vorteil, daß ein aktives, dynamisches, wiederholbares und gleichzeitig eindeutiges Bewegungsgeschehen beobachtet werden kann. Vom Bewegungsausdruck her kann auf Ausprägung, Mangel oder Fehlformen an bestimmten leibseelischen Eigenschaften geschlossen werden.

Wir bedauern, daß *Glaser* als klinischer Ausdrucksforscher das Hauptgewicht auf objektivierbare, neurovegetative Erscheinungen legt und vor allem die Grundlagen seines Ansatzes neurophysiologisch mit großer Akribie zu begründen sucht und dabei eine Bewegungs-Diagnostik und Pathologie, welche sich aus den theoretischen Grundlagen und der praktischen Arbeit mit dem Kei ra ku-Kanon ergibt, nur sehr zurückhaltend an das potentielle Zielpublikum weitergibt.

Kei ra ku als Therapeutikum

Beispiele für Psychodiagnostik, abgeleitet aus den Kei ra ku, könnten sein: Die Körpersprache zeigt, daß dieser Mensch zu Selbstbehauptung/ Durchsetzung nicht fähig ist, daß er sich nicht holen kann, was er an seelischer Nahrung braucht, daß er nicht abstoßen, respektive abweisen kann, was Gift für ihn, was schlecht für seine Seele ist. Hat man einmal festgestellt, daß einem Patienten animalische Vitalkraft fehlt, ergibt sich daraus gleich der *Therapievorschlag*. Was Diagnostikum war, nämlich die ‚*Dämonübung*', kann zum Therapeutikum werden, indem immer wieder an dieser Form und Thematik aus dem Kreis des sich Holens und des Abstoßens geübt und gelebt wird. Zeigt sich beim Zwangsneurotiker die Angst vor allem Neuen, sind Übungen zur Flexibilität, Elastizität, Beweglichkeit im Bereich des *Wandlers* indiziert. Wer stets seine Stärke zeigen muß, nie schwach sein darf, Schwierigkeiten hat sich zu überlassen, vertrauensvoll hinzugeben, wird dies diagnostisch im Übungskreis zum Thema *Blüte* erkennen lassen und therapeutisch aus eben diesen Übungen Gewinn ziehen. Wer im Sinne *Alfred Adlers* mit Geltungsmacht und Profitproblematik ‚dealt', wird voraussichtlich diese Schwierigkeiten körpersprachlich in der Thematik des Andreaskreuzes zum Ausdruck bringen. Zeigt jemand nur unvollkommen die Ausdruckscharakteristik des Ausgleichens, so läßt sich psychodiagnostisch schließen, daß es diesem Menschen schwerfällt, sein Ego zu vergessen, sein Geltungs- und Machtstreben (vorübergehend) zurückzustellen. Therapeutisch dürften ihm Übungen, welche sich dem *Andreaskreuz* annähern, helfen.

Verblüffende therapeutische Erfolge, wenn man zum Beispiel mit Antriebsgehemmten, Antriebsschwachen und Depressiven an der Dämoncharakteristik arbeitet, Zwanghaften die Wandlerfunktion aufzeigt, geben immer wiederkehrende Bestätigung für die Effizienz dieser Hilfen.

Atemtherapie/Psychotonik – Gegenwart und Zukunft

Das Therapieverständnis der *Psychotonik* ist prozeßorientiert, dynamisch, auf Wachstumspotential aufbauend und bewußtseinserweiternd. *Glaser* schreibt: „Berührend ist man leibhaftig beteiligt. Jeder Patient nimmt in irgendeiner Weise zum Anfassungsvorgang emotional Stellung und drückt dies in seiner motorischen Haltungsweise aus." Die Haltung des Therapeuten als Lehrer und als Person sei therapeutisch-partnerschaftlich-empathisch, begleitend und anleitend, in grundsätzlicher Achtung der ganzen Persönlichkeit. Ziel ist, eine humane Werthaltung zu fördern.

Mit *Glaser* einverstanden sind wir, daß körperorientierte Psychotherapie nicht rational-theoretisch transparent gemacht werden kann, sondern daß eine solche ganzheitliche Methode auch eines ganzheitlichen Einsatzes in Lehre und Vermittlung bedarf. Dies bedeutet, daß die Vermittlung nur durch Erfahrung geschehen kann. Die *Psychotonik* ist in ihrer Lebendigkeit nur an sich selbst erfahrbar. Unsere Körpersprache offenbart unsere Person, sofern wir ihre nonverbale Sprache erfassen und entschlüsseln können. Dazu genügen awareness der Sinne („gereinigte Pforten der Wahrnehmung"), wache Augen und offene Ohren für die Signale und Antworten des Körpers. Ein Kei ra ku-Kanon als Psychodiagnostikum hilft zu systematisieren und zu objektivieren. Unser Körper trägt eine Fülle von Informationen über die einverleibte und manchmal ‚versteinerte' seelische Biographie in sich.

Die Art und Weise, wie der Körper seine eigenen Wege und Antworten auf die Konflikte kennt, ist uns selber oft nicht bewußt, nicht direkt zugänglich. Aufgabe des Therapeuten ist es, in gemeinsamer Arbeit mit dem Patienten, die Sprache des Körpers in ihrem Sinngehalt zu entschlüsseln. Körperhaltung, unbewußte Bewegungen, Diskrepanzen, double-binds zwischen verbaler und non-verbaler Mitteilung öffnen Wege, die Körperbotschaften wahrzunehmen in ihrer Aussage über die Persönlichkeit. Kei ra ku ist eine systematische Hilfe, den Bewegungsausdruck der Körpersprache zu lesen, die Person durch ihren Körper sprechen zu lassen, um ihre somatischen oder psychischen Probleme zu erkennen.

Wir spüren zwar Verständnis und Einfühlung dafür, ein Lebenswerk durch hohe Ausbildungsanforderungen vor Mißbrauch schützen zu wollen, wir bedauern, daß strenge Zulassungsbestimmungen und intensive Ausbildung die

Zahl der ausgebildeten Atemtherapeuten begrenzen. Damit die Überlieferung nicht verloren geht, müßten Hüter ‚geheimen Wissens' ihr Gut der Öffentlichkeit überantworten. In gewisser Hinsicht bewahrt sich das Geheimnis selbst: Solange die Lehre von den Kei ra ku nicht in eigener Erfahrung nachvollzogen und dadurch introjiziert ist, wird sie nicht mißbraucht werden können. Solange sie nicht einen persönlichen Wandlungsprozeß in Gang setzt, ist sie bedeutungslos. Alle Lehren sind nicht mehr als ein Fingerzeig auf den Weg. Wird eine Einsicht, Praxis oder Übung an eine Person weitergegeben, die dafür noch nicht reif ist, erweist sich diese sonst wirkungsvolle Praxis vermutlich als wirkungslos – und führt nicht zu einer Steigerung des Bewußtseins, kann aber auch keinen Schaden anrichten.

Fände doch dieser Pfad der Weisheit im Wendezeitalter die ihm gebührende Beachtung und Verbreitung!

Literatur

Anderson, W.: Der Tibetische Buddhismus als Religion und Psychologie. Scherz-Verlag, Bern/München, 1986.

Briner, F.: Atemtherapie, Atemmassage, Psychotonik nach *Glaser* aus der Sicht der Integrativen Therapie. In: Integrative Therapie, 4, Junfermann-Verlag, Paderborn, 1983.

Briner, F.: Den ganzen Menschen behandeln. In: Physiotherapeut 3, Zürich, 1985.

Briner, F.: Tanz- und Bewegungstherapie 2, 1977, S. 72–90. Tanz- und Bewegungstherapie in der psychiatrischen Klinik, 2/3–1981, S. 135–149. Beide in: Integrative Therapie, Junfermann-Verlag, Paderborn.

Briner, F.: Die Seele mobilisieren. In: Physiotherapeut 6, Zürich, 1986.

Fromm, E.; Suzuki, D. T.; de Martino, R.: Zen-Buddhismus und Psychoanalyse TB 37, Suhrkamp-Verlag, 1971.

Gernhardt, R.: Kippfigur. Haffmans-Verlag, Zürich, 1986.

Glaser, V.: Die chin. Meridiane als Elemente der Beziehung. Unveröff. Ausbildungsmaterial, 1977.

Glaser, V.: Eutonie. Haug-Verlag, Heidelberg, 1980.

Glaser, V.: Reicht unsere heutige Wissenschaft aus, das chin. Meridiansystem zu erklären? Erfahrungsheilkunde 9 (1984).

Kast, V.: Paare. Kreuz-Verlag, Stuttgart, 1984.

Lowen, A.: Bioenergetik. Scherz-Verlag, Bern/München, 1975.

Moor, P.: Heilpädagogische Psychologie, Bde I und II. Huber-Verlag, Bern, 1960.

Riemann, F.: Grundformen der Angst. Reinhardt-Verlag, München/Basel, 1975.

Tschögyam, T.: Das Buch vom meditativen Leben. Scherz-Verlag, München/Wien, 1984.

Ein psychotonisches Logopädiekonzept

von *Philipp Jordi*

I. Einführung

Ich arbeite hauptsächlich in einem klinikunabhängigen Sprachheilambulatorium in einer ländlichen Gegend, die nur wenige andere therapeutische Institutionen anzubieten hat.

Deshalb bin ich in der Betreuung von verschiedensten Kindern mit Sprach- oder Sprechstörungen sehr oft auf mich allein angewiesen. So liegt es nahe, daß ich meiner Arbeit ein mehrdimensionales Behandlungskonzept zugrunde lege, welches auf eine möglichst ganzheitliche Förderung der mir anvertrauten Kinder abzielt.

Die nun folgenden Aufzeichnungen sind als Versuch zu werten, Beobachtungen, welche ich im Laufe meiner logopädischen Tätigkeit gemacht habe, darzustellen und die daraus folgenden Konsequenzen in Form eines Therapiekonzeptes zu verdeutlichen. Mir geht es keineswegs darum, naturwissenschaftlich stichhaltige Beweise der Wirksamkeit dieser Behandlungsmöglichkeit vorzulegen, sondern vielmehr zu zeigen, wie Elemente der Psychotonik in der Logopädie ihre Berechtigung haben.

Der Weg über die Förderung der nonverbalen Kommunikation zur Verbesserung der Sprache wird verschiedenen Aspekten gerecht, die sehr oft in der Diskussion um Sprachstörungen zu kurz kommen.

So wird die Tatsache sehr oft vergessen, daß die Form und Symptomatik einer Sprach- oder Sprechstörung bei entwicklungsbedingten Fehlformen immer im Zusammenhang mit der Persönlichkeit des Betroffenen steht. Aus diesem Grund wird eine Behandlung des Symptoms der Person des Kindes oft nicht gerecht.

Auch wenn im Zuge der sog. „Ganzheitlichen Förderung" des Sprach- oder Sprechgestörten viele Nebenfunktionen (wie Motorik und Wahrnehmung) berücksichtigt werden, bleibt eine solche Behandlung letztlich doch Symptombehandlung.

Ganzheitlich wird die Therapie erst, wenn wir von der Person und nicht von der/den Störung/en ausgehen. Wir müssen also bereits bei der „Abklärung" umdenken und statt eine Diagnose zu stellen, versuchen, die Persönlichkeit des Kindes mit allen ihr innewohnenden Entwicklungsmöglichkeiten zu erfühlen. Die Prinzipien der Psychotonik weisen uns hier den richtigen Weg. Sie ermöglichen uns nicht nur seelische Regungen über körperliche Manifestationen zu erspüren und entsprechende Entwicklungsmöglichkeiten, die im Kinde aufgerufen werden können, zu erahnen, sondern sie geben uns auch Mittel und Möglichkeiten, die Störungen von deren Wurzeln, den Kommunikationsschwierigkeiten her anzugehen.

Gelingt es uns, die im Kinde eingeborenen Fähigkeiten zu wecken und es vermehrt auf die Welt hin zu orientieren, wird die Wahrnehmung geschärft und die Motorik harmonisiert und auf diese Weise die Sprache verbessert. – Das Kind hilft sich selbst.

II. Sprach- und Sprechstörungen als Kommunikationsstörungen

Die Sprache steht am Ende einer langen Entwicklung verschiedener Fähigkeiten des Menschen. So sind Sprach- und Sprechstörungen oft nur die Spitze eines Eisberges, dessen Ursprung in der gesamten Entwicklung des Betroffenen zu suchen ist. Ihre Triebfeder sind aber kommunikative Prozesse (im weitesten Sinn), die in der Auseinandersetzung mit der Welt entstehen und in der Bestätigung oder Nichtbestätigung, in der Kontaktbejahung oder Kontaktverneinung ihre Wirkung zeigen.

1. Beobachtung von Kommunikationsprozessen

Die Kommunikationsprozesse lassen sich aufgrund meiner Beobachtungen in verschiedene Stufen einteilen, welche mit den großen Entwicklungsschritten korellieren.

1.1 Kommunikation in Ausgeliefertsein und Vertrauen

Mit der Geburt entsteht für das Neugeborene eine Notsituation, die zum ersten Schrei führt. Er ist der erste Ausdruck einer Zuwendung zur Welt. Ihre Zuwendung bestätigt das in sie gesetzte Vertrauen und gibt so Anlaß zur Wiederholung. Das Kind wendet sich weiter vertrauensvoll der Welt zu: die Voraussetzung von Beziehung und Bezugnahme.

Die gesamte Grundkonstitution des Kindes drückt dieses Urvertrauen aus. Seine Stimmung ist natürlicherweise heiter, alles ist der Welt zugewandt. Das Kind ist Welt.

1.2 Kommunikation zur Bezugsnahme

Das bestehende Urvertrauen wird dadurch erschüttert, daß es der Betreuungsperson nicht immer gelingt, bei Bedarf zur Stelle zu sein. Durch Phasen des „Unwohlseins“ wird die diffuse Weltgerichtetheit auf ein (unangenehmes) Gefühl hin fokussiert, was den ersten Schritt zur Aufmerksamkeit indiziert. Die Erkenntnis, daß Individuum und Umwelt nicht dasselbe sind, entwickelt sich.

Gefühle des Unwohlseins lösen aber auch Intentionen aus, die darauf abzielen, die Umwelt zu veranlassen, Bedürfnisse zu befriedigen. Das Kind erfährt die Grenzen seiner Möglichkeiten. Diese erlauben ihm einerseits „Bedarfsraum“ zu erfahren und damit Sicherheit zu gewinnen, andererseits aber auch Möglichkeiten der Grenzüberschreitung zu entdecken, um sich in neuen Grenzen zu bewähren. Das Kind wird Teil der Welt und damit beginnt es diese durch Handlung zu verändern. Aus ihr heraus entwickelt sich die Erkenntnis der Welt: Grundlage der Begriffsbildung.

Die Tendenz, sich auf die Welt hin zu orientieren, zeigt sich in der gesamten Entwicklung: Das erste Lächeln entsteht und wird als sozial bedeutsames Element entdeckt. Der Schrei differenziert sich und kann daher durch die Umgebung in seiner Bedeutung erkannt werden. Bewegungen beginnen sich von der Mittellage her kommend nach außen hin zu verändern. Aus Dreh- und Wendebewegungen entstehen allmählich Fortbewegungen. Die Sinne beginnen genauer wahrzunehmen.

1.3 Kommunikation in der Gegenseitigkeit

Handlungen verändern die Welt. Veränderungen wirken zurück auf das Kind und setzen so weitere kommunikative Prozesse in Gang. Diese können sowohl in der Wirkung der Welt auf das Kind als auch in der Wirkung des Kindes auf die Welt erlebt werden.

Dadurch erfährt das Kind all seine innewohnenden Fähigkeiten, der Welt gegenüberzutreten, und gewinnt damit Sicherheit im Umgang mit ihr. Es stößt aber auch immer wieder an die Grenzen seiner Möglichkeiten oder des durch die Welt Tolerierbaren. Aus diesem Wechselspiel von „Freiheit“ und „Eingrenzung“ erfährt das Kind die Welt, und alsdann mit ihr die Sprache.

Mit der Sprache gelingt es dem Kinde aber auch, sich vom „Unmittelbaren“ zu lösen, etwas wachzurufen, das es nicht gerade erlebt. Während ihm Handlung nur ein „Schritt-für-Schritt-Vorgehen“ erlaubt, ermöglicht die Sprache gleichzeitige Gesamtvorstellungen. – Das Kind ist in der Welt.

1.4 Sprache als Mittel der Kommunikation

Sprache ist zunächst subjektiv. Die Fülle aller Erkenntnisse, Erlebnisse und Erfahrungen sind Teil eines jeden Wortes. Sie sind dadurch in ihrer Bedeutung immer abhängig vom Benutzer. Erst durch das Gespräch können sie angeglichen werden. So entsteht Sprache immer in der Auseinandersetzung mit der Welt. Sie ist Instrument zur Kontaktnahme und zugleich auf Kontakte angewiesen, zur Anpassung der Ausdrucksweise an die Umwelt.

2. Beobachtungen gestörter Kommunikationsprozesse

Jede Störung auch noch so geringer Art dieser Kommunikationsprozesse hat nachhaltige Auswirkungen auf die Entwicklung des Kindes und ist von entsprechenden Symptomen begleitet. Eines dieser Symptome ist die Sprach- oder Sprechstörung.

2.1 Gestörte Kommunikation in der 1. Lebensphase

Die auf Vertrauen und Vertrauensbeweis basierenden Kommunikationsprozesse in der ersten Zeit nach der Geburt können durch verschiedene Faktoren erschüttert werden (Ablehnung, Überforderung, Hospitalisation usw.). Ihre Störungen wirken sich auf die gesamte Beziehungsfähigkeit des Kindes aus. Es ist deshalb naheliegend, daß bei „Schwerer Sprachentwicklungsverzögerung", Stottern und Mutismus, der Ursprung der Störung oft in dieser Lebensphase zu suchen ist.

2.2 Gestörte Kommunikation in der späteren Entwicklung

Handlungen entstehen einerseits aus Frustrationen und andererseits aus einer angeborenen Neugier heraus. Sie sind immer Ausdruck einer Kontaktnahme mit der Welt und somit auf kommunikative Prozesse angewiesen. Diese bestehen darin, das Kind in seinem Tun zu bestärken, ihm aber auch klare Grenzen zu setzen.

Sowohl starke Einschränkungen als auch ein Überangebot an Handlungsmöglichkeiten führen zu Fehlverhalten. Sprachentwicklungsverzögerungen, Mutismus, Stottern und universelles Stammeln können die Folge bei Vertrauensmangel in dieser Entwicklungsphase sein (vgl. 2.1). Sie sind sehr oft Ausdruck einer Kontaktverneinung. Dagegen drücken Hyperverbalismus und Poltern Kontaktverlangen aus.

2.3 Gestörte Kommunikation während der Sprachentwicklung

Durch schlechte Erfahrungen in ihren Kontaktbestrebungen während der Zeit der Sprachbildung, aber auch aus der Unsicherheit, schon in dieser ersten Sprachentwicklungsphase den (sprachlichen) Anforderungen nicht zu genügen, entstehen ähnliche Krankheitsbilder (vgl. 2.1 und 2.2).
Es spielen sich oft Kommunikationsprozesse ein, die auf Vermeidenshaltung basieren und dadurch sprachliche Schwierigkeiten noch verstärken.

III. Führung zur Kommunikation – ein psychotonisches Therapiekonzept

Sprache ist das Ergebnis kommunikativer Prozesse. Die Betrachtung von Sprach- und Sprechstörungen unter dem Aspekt von gestörten kommunikativen Prozessen fordert eine konsequente therapeutische Intervention in Richtung Beziehungsfähigkeit und Bezugnahme sowohl von seiten des Kindes hin zu den Eltern als auch umgekehrt.
Auch hier leistet psychotonische Arbeit sowohl diagnostisch als auch therapeutisch gute Dienste. Die körperliche Manifestation von inneren Beweggründen des Kindes gibt dem, der sie den Kei ra ku zuordnen kann, Antwort auf viele offene Fragen dessen Persönlichkeit betreffend. Zusätzlich gelingt es uns, über haptokinetischen Kontakt zu kommunizieren, ohne Sprache zu benützen.

1. Ausgangspunkt

Der Therapeut ist nicht Helfer, der durch geschickte Anweisungen versucht, das Kind zum ‚richtigen' Verhalten zu führen, sondern vor allem Partner. Er begibt sich zusammen mit ihm auf eine abenteuerliche Reise, um Neues zu erleben und zu erfahren.

1.1 Angenommensein als Voraussetzung von Vertrauen

Die ersten Kontakte mit einem Kind sind nicht nur dazu da, Aufschluß über seine Störungen zu geben, sondern sie sollen ihm zeigen, daß es angenommen wird, wie es ist. Daß wir von ihm nicht Leistung fordern, sondern mit ihm zusammen seine Fähigkeiten und seine angeborenen Entwicklungsmöglichkeiten entdecken und zur Reifung bringen wollen. Der Maßstab soll dabei nicht an Leistungsnormen angepaßt werden, sondern vielmehr im Kinde selber gesucht werden. Dadurch kann Vertrauen entstehen und aus diesem heraus Kommunikationsbereitschaft. Sie aber bildet die unabdingbare Grundlage zur therapeutischen Intervention.

1.2 Das ruhige Umfeld als Voraussetzung von Aktivität

Ein ruhiges Umfeld ist neben dem Angenommensein der zweite Schritt zur Vertrauensbildung. Es soll also die Umgebung so gestaltet sein, daß das Kind nicht durch Materialfülle verunsichert wird, sondern daß es durch die Verschiedenheit der Aktionsmöglichkeiten angeregt wird und über Erlebnisse und Erfahrungen zur Sicherheit findet.

1.3 Durch Freiheit und Begrenzung zur Sicherheit

Grenzen bezeichnen die Übergänge von einem Raum zum anderen. Die Raumgrößen definieren sich durch die vorhandene Freiheit.

Deshalb dienen Grenzen und Freiheit in einem für das Kind überschaubaren Verhältnis dazu, Sicherheit zu gewinnen und zugleich Grenzübertritte vorzubereiten, die nötig sind, Neues zu erleben und zu erfahren. Dies erreichen wir durch den Raum, den wir dem Kind zugestehen und den es veränderbar für sich in Anspruch nehmen kann auf der einen Seite, auf der anderen Seite durch eine Auswahl von Geräten mit genau definiertem Verwendungszweck.

Dieses Wechselspiel von Freiraum und Begrenzung läßt das Kind sich selbst erfahren und führt zur Entdeckung der Welt als etwas veränderbarem.

2. Raumerlebnisse als Voraussetzung von Beziehung und Bezugnahme

Jeder Schritt auf den Mitmenschen hin ist verbunden mit einer Ausweitung des Raumgefühls zu ihm hin. Dies zu erfahren ist der rote Faden auf dem gemeinsamen (Eltern-Kind-Therapeut) Weg zur sozial angepaßten, d.h. verständlichen Sprache.

Das Raumgefühl kann unter drei Aspekten mit fließenden Übergängen erlebt werden.

Körperraum – Begegnungsraum – Handlungsraum

Der Körper eines jeden Menschen ist das Tor zur Außenwelt. Er ist Sender und Empfänger von Signalen, die in der Auseinandersetzung mit der Welt entstehen. In ihm spiegelt sich die Persönlichkeit eines jeden Menschen.

Ein erster Schritt, sich der Welt zuzuwenden, geht über den Körper. Berührung und Berührtwerden sind erste kommunikative Prozesse. Dies gilt es in der Therapie zu berücksichtigen und in ihren vielfältigen Möglichkeiten an das Kind weiterzugeben. Viele Berührungsreize entstehen zunächst, weil unverfänglicher, durch verschiedene Gegenstände. Die haptokinetischen Kontakte mit dem Therapeuten beleben diese ursprünglichen kommunikativen Prozesse neu.

Das Bewußtsein von Körperraum läßt Selbstgefühl erwachen und mit ihm auch eine gewisse Freiheit auszuwählen. Auswahl ist aber die Voraussetzung, Beziehungen zu knüpfen und damit in eine aktive Auseinandersetzung mit der Welt einzutreten. Erst dadurch wird die Erfahrung des Begegnungsraumes möglich. In der natürlichen Entwicklung wird allerdings das Körperraumempfinden reflektierend aus der Erfahrung des Begegnungs- und Handlungsraumes abgeleitet.

In den Begegnungsraum kann nur eintreten, was ausgewählt wurde, wer die Erlaubnis erhält. Der Begegnungsraum umschreibt also die Ellbogenfreiheit des Kindes, den ihm zugehörigen Raum. Er bildet sich in der Auseinandersetzung mit der Welt und ist die Voraussetzung, sich selbst in ihr nicht zu verlieren. Es gilt also in der Therapie, das Kind anzuregen, verschiedene Gegenstände kennen und unterscheiden zu lernen. Unterscheiden nicht nur nach objektiven, sondern vielmehr nach subjektiven Gesichtspunkten, um dann unter ihnen auszuwählen.

Der Handlungsraum sodann stellt die Welt dar, in die das Kind hineinwirken kann und ist damit der eigentliche Kommunikationsraum.

Handlung verlangt Planung und bedingt den Einsatz der Sprache als Hilfsmittel. Deshalb verwenden wir mit unseren sprach- und sprechgestörten Kindern sehr viel Zeit auf handwerkliches und experimentelles Arbeiten. Dabei achten wir immer darauf, daß eine Handlungsfolge möglichst selbständig, durch eigenes Experimentieren, ausgeführt werden kann. Die sprachliche Auseinandersetzung ergibt sich dabei meist von selbst.

Umgekehrt versuchen wir, Begriffe, die erworben werden sollen, in der praktischen Tätigkeit zu erfahren: wir kochen also richtig, wenn wir in der sprachlichen Arbeit von Kochen, Essen oder Nahrungsmitteln sprechen.

3. Neue Kommunikationserlebnisse schaffen

Bei vielen sprach- und sprechgestörten Kindern ist der Einklang mit der Welt nicht nur ursächlich gestört, sondern zusätzlich einerseits durch die Belastung, nicht verstanden zu werden, andererseits durch das Fehlverhalten von Bezugspersonen, welche ‚im guten Meinen' Druck auf das Kind ausüben. In der Folge zieht es sich nicht nur sprachlich noch mehr in sich selbst zurück.

Das Kind wieder aus sich herauszuholen, den Einklang mit der Welt wieder herzustellen, muß jeder Sprachanbahnung vorangehen. Deshalb versuchen wir vorerst positive Kommunikationserlebnisse zu schaffen. Dies geschieht anfänglich auf dem nonverbalen Sektor, erst später spielen auch sprachliche Elemente eine wichtige Rolle. Meist wecken die Erfahrungen und Erlebnisse im nonverbalen Umgang mit Dingen und Partnern das Bedürfnis der sprachlichen Kommunikation.

3.1 Mit Dingen umgehen

Im Umgang mit den Dingen lernt das Kind, sich auf ein anderes System einzustellen und dadurch Reaktionen vorauszusehen oder zu bewerkstelligen. Damit beginnt es, sich auf die Welt hin zu orientieren, und wird so in die Lage versetzt zu kommunizieren. Dies wiederum führt zur Erkenntnis der Welt und damit zur Entdeckung ihrer Veränderbarkeit durch Handlungen (Grundlagen der Begriffsbildung).

In der Therapiesituation geschieht dies durch einen stufenweisen Aufbau, der damit beginnt, statische Dinge und später dynamische zu erfahren. Ihre Erkundung erfolgt immer zuerst durch den Tastsinn. Die so erhaltenen Empfindungen ergänzen wir mit dem, was uns andere Sinne übermitteln. Dabei steht in der Anfangsphase nicht eine sachliche Auswertung im Vordergrund, sondern eine emotionale (Es gefällt mir/nicht/Gründe). Wir erhoffen uns davon, daß sich das Kind für einzelne Dinge mehr zu interessieren beginnt, und so neben ihrer Gestalt auch ihre Verwendbarkeit erfahren möchte. Aus diesem Bedürfnis heraus können einzelne Handlungen entstehen, die durch den Therapeuten aufgegriffen und in einen bestimmten Zusammenhang gebracht werden. So führen sie zu weiteren Materialerfahrungen und lassen einen Gegenstand in seiner gesamten Charakteristik „begreifbar" werden. Seine „Inkorporation" gelingt merklich leichter und die Handlungsweise angepaßter. Dabei entsteht eine vermehrte Orientierung des Kindes nach draußen und innere Blockierungen lösen sich.

3.2 Mit Menschen umgehen

Die aus dem Umgang mit Dingen gewonnenen Erfahrungen können in ähnlicher Weise auch auf den Menschen übertragen werden.

Im Experimentieren mit verschiedenen Gegenständen drängt sich mit der Zeit auch die Frage danach auf, wie andere Menschen auf solche reagieren. Es kommt zu einem gemeinsamen Umgehen, Spiel mit diesen (Ballspiele, Seilexperimente usw.). Über verschiedene Spielvarianten bahnen wir Körperkontakte an, die dann auch als Hilfe für Bewegungskorrekturen eingesetzt werden, indem wir bestimmte Bewegungen gemeinsam vollziehen und so zum gemeinsamen oder kommunikativen Bewegen kommen. Hierbei liegt die Führung anfänglich beim Therapeuten, allerdings versuchen wir im Laufe der Therapie immer mehr, dem Kind gewisse Führungsaufgaben anzuvertrauen.

Über den ‚zufälligen' Körperkontakt in der Bewegung gelingt uns auch allmählich der Zugang zu direktem Berühren und wir können in dieser Phase auch gezielt Atemmassage einsetzen.

Nachdem zu Beginn der Therapie die Bezugsperson (begleitender Elternteil) einfach als Zuschauer teilnahm, wird sie nun immer mehr ins therapeutische Geschehen einbezogen. Dabei geht es darum, daß sich Kind und Bezugsperson in einer neuen Weise kommunizierend begegnen. Ein Mittel hierzu sind gemeinsame Bewegungsspiele mit verschiedenen Hilfsmitteln. Sie sollen erste Erfahrungen im Umgang mit dem Partner bringen. Eine sorgfältige verbale Führung durch den Therapeuten versucht, das Erlebnis der Gemeinsamkeit anzubahnen. Dabei läßt ein fast unmerkliches Erleben und Erfassen des Partners die Empfindung von erkannt und anerkannt im Kinde aufsteigen. Es entsteht Vertrauen der Welt gegenüber.

Um das so entstandene Vertrauen nicht gleich wieder zu gefährden, versuchen wir durch gemeinsames Bewegen die Bezugsperson so zu schulen, daß sie die besonderen Begebenheiten erkennt, befähigt wird, Schwierigkeiten des anderen spürend mitzuerleben und sich selbst zum Nutzen des anderen miteinzubringen.

All die oben beschriebenen Prozesse sind aber auf die Mithilfe und Einsicht des jeweiligen Partners angewiesen, und die weitere Umgebung ist nicht immer auf Rücksichtnahme eingestellt. Deshalb müssen wir versuchen, dem Kind die Möglichkeit zu geben, seinen Standpunkt zu wahren und Abwehrfähigkeiten zu entwickeln. Dies geschieht am besten über verschiedene Bewegungsspiele, die Standfestigkeit im wörtlichen Sinne meinen (Kampfspiele/Verteidigungsspiele/Gleichgewicht).

3.3 Die Sprache in der Therapie

Die Sprache als höchste Form menschlicher Kommunikation wird bedingt von einer Vielzahl kommunikativer Prozesse, die sich vorerst im nonverbalen Bereich abspielen und erst in einem späteren Zeitpunkt der Entwicklung zu sprachlichen Äußerungen führen. Diese entstehen als Produkt des Bedürfnisses, mit der Welt in Verbindung zu treten und Kontakte zu pflegen. So können sich unglückliche Reaktionen der Umwelt auf diese Versuche hin ganz erheblich auf die Kommunikationsfähigkeit des Kindes auswirken. Auch einfache Sprachstörungen sind Kommunikationsstörungen.

Deshalb ist es für den Therapeuten wichtig, nur da Sprache einzusetzen, wo keine anderen Ausdrucksmöglichkeiten bestehen.

Das Wort als Mittel zur Animation

In der Anfangsphase einer Therapie messen wir der Sprache einen verhältnismäßig kleinen Stellenwert zu. Wir benutzen Worte vorwiegend als Animations-Instrument. Mit ihnen honorieren wir gute Leistungen oder versuchen, das Kind aus sich herauszuholen und zur Öffnung der Welt gegenüber anzuspornen. Das Wort als Bedeutungsträger ist noch kaum wichtig, vielmehr der Tonfall, in dem es ausgesprochen wird.

So vollzieht sich bei schwer Sprachgestörten erst allmählich die Identifikation des Wortes mit seiner Bedeutung. Deshalb muß der Therapeut auch beachten, daß er in der gleichen Situation auch immer die gleichen Wortwendungen verwendet.

Das Kind soll die Begriffe vorerst mit möglichst wenig sprachlicher Unterstützung erwerben und damit vor allem auf die ‚begreifende' Erfahrung mit der Welt zurückgreifen können. Dadurch wird es viel stärker auf die Welt hin orientiert. Hemmnisse entschwinden, und die Auseinandersetzung mit der Sprache wird in der Folge fast von selbst zum vergnüglichen Tun. Das Kind beginnt Worte zu suchen, um Handlungen oder Erfahrungen auszudrücken. Hilfen durch den Therapeuten oder die Bezugspersonen sind nicht mehr Bestätigung seines Unvermögens, sondern viel eher Marksteine auf dem Weg zur gemeinsamen Sprache, welche das Mittel zur gegenseitigen Verständigung wird. Damit endet, was einst als nonverbale Kommunikation begann, mit dem wirkungsvollen Einsatz der Sprache. So kann diese mehr und mehr auch in der Schilderung von Erlebnissen und Gefühlen eingesetzt werden. Das Kind wird so allmählich von unmittelbaren Kontakten mit der

Welt (z. B. durch Berührung) unabhängig und dadurch gelingt ihm, sein Wirkungsfeld auszudehnen. Diese neuen Erlebnisse und Erfahrungen führen zur Erweiterung seines Horizontes und damit auch in zunehmendem Maße zu sprachlicher Kompetenz.

Das Wort als Informationsträger

Nach und nach gelingt es, das Gespräch etwas weiter zu ziehen und sich mit dem Kind über Alltagssituationen zu unterhalten. Dies tun wir in ganz einfachen Sätzen, die konsequent gespiegelt und erweitert werden. So kann dem Kind das Wort allmählich als Informationsträger näher gebracht werden. Diese Erkenntnis hilft nun auch beim konsequenten Einsatz von Worten und einfachen Sätzen in der Nachbesprechung von Handlungsabläufen. So können durch Handlung erworbene Begriffe zu Worten werden.

Die Sprache beginnt sich aus der Unmittelbarkeit herauszulösen und wird zum Planungsinstrument. Daraus entstehen neue Handlungen, die weitere Erfahrungen im begrifflich-strukturellen Bereich ermöglichen und so die Fähigkeit fördern, Handlungen durch Sprache auszudrücken. Es gelingt dem Kind, Kontakte mit der Welt zu knüpfen, die über das unmittelbar Erleb- und Erfahrbare hinausgehen.

Worte werden zu korrekten Sätzen zusammengefügt

Die grammatikalische Struktur der Sprache ist eine Ordnung, die nach genau definierten Prinzipien abläuft. Sie setzt ein gewisses Ordnungsgefühl und einiges an Strukturerfahrungen voraus. Diese Erfahrungen können durch Bewegungsabläufe und Handlungen erworben werden, und das Kind lernt in gleichem Maße, wie es Arbeitsabläufe zu strukturieren und ordnen versteht, den korrekten Gebrauch der Sprache. Allerdings hängt dies auch noch ein Stück weit vom Therapeuten ab, der für die gleichen Satzformen auch die gleichen Strukturen aufrechterhalten sollte, damit es dem Sprachgestörten möglich wird, diese leichter zu erkennen.

Nochmals, das Therapieziel in der psychotonisch logopädischen Behandlung ist nicht primär die Beseitigung der Symptome einer Sprach- und Sprechstörung, sondern vielmehr die Verbesserung der allgemeinen Kommunikationsfähigkeit auf der Basis der motorischen Erfahrung, welche eine Verbesserung von Sprache und Sprechen erst bedingt und in der Regel auch zur Folge hat. – Das Kind heilt sich selbst.

Tagebuch eines Sprecherziehungsunterrichtes

von *Andreas Sippel*

Vorab

Im September 1986 übernahm ich als Lehrer für Sprecherziehung und Stimmbildung den 3. Jahrgang einer staatlichen Schauspielschule.

Ich bin der vierte Sprecherzieher dieser Klasse während ihrer zweijährigen Schulzeit, und diese Tatsache sollte manche Anfangsschwierigkeiten mit sich bringen.

Auf Grund unterschiedlicher Ansätze und Methoden gab es zuweilen zwischen mir und den Schülern Verständigungsprobleme, die aber mit der Zeit abgebaut werden konnten. Die Schüler hatten nämlich im ersten Jahr einen Unterricht erhalten, der nach der klassischen Atem-, Stimm- und Lautbildung aufgebaut war.

Ab und an beobachte ich Mechanismen, die die Schüler vor jeder mündlichen Äußerung technisch abrufen. Mechanismen, die den Schüler beim Tun ganz auf sich selbst zurückwerfen und ihn und den Zuschauenden vom eigentlichen künstlerischen Ausdruck ablenken (z.B. der Versuch, die Atem- und Tonstütze unabhängig vom Inhalt des gesprochenen Wortes zu „machen").

Um diese Ausklammerung des Künstlerischen zu vermeiden, versuche ich immer wieder, sprechtechnische Probleme mit den Rollenlehrern herauszufinden und anzugehen. Das geschah während der Proben zum „Faust", der letzten Schulproduktion. Sprecherische Schwierigkeiten konnten direkt bei der Rollenarbeit, also schon dann, wenn sie zum ersten Mal in einer konkreten schauspielerischen Situation auftraten, angegangen werden.

Wenn Sprecherziehung an Schauspielschulen nicht isoliertes Fach bleiben will, ist sie auf den Kontakt mit den anderen künstlerischen und „körpertechnischen" Unterrichten angewiesen.

An unserer Schule gibt es seit einiger Zeit einen regelmäßigen Erfahrungsaustausch unter den „Techniklehrern". Vertreter der Feldenkraismethode, Bioenergetik, Aikido und „Stimme und Sprechen" laden in regelmäßigen Abständen „Problemschüler" zu gemeinsamen Gesprächen ein und sprechen über ihre Erfahrungen mit dem betreffenden Schüler. Die Beurteilungen

– kommen sie auch aus den unterschiedlichsten Fachrichtungen – treffen oft dasselbe Problem, das es vorrangig zu bearbeiten gilt. So wie mich diese Kooperation zur ständigen Überprüfung meiner eigenen Arbeit anregt, versuche ich, den Ablauf meines Unterrichts je nach den gegebenen situativen Erfordernissen zu gestalten. Den Unterricht, wie ich ihn anstrebe, kann ich in seiner endgültigen Form daher natürlich nicht vorausplanen. Vielmehr muß ich zu allen Lernzielen ein Sortiment möglicher methodischer Maßnahmen vorbereiten, um stets Entscheidungsalternativen griffbereit zu haben.

Während die klassische Methode sich auf die Richtigkeit ihres Vorgehens verläßt und sich somit auf eine starke Manifestation von Übungssequenzen stützt, fallen beim ganzheitlichen Arbeiten viele Entscheidungen erst während des sich gerade ereignenden unterrichtlichen Geschehens. Dennoch bin ich auf detaillierte methodische Vorüberlegungen angewiesen, um den Unterricht in dieser flexiblen Form durchzuführen.

Es kommt mir dabei insbesondere darauf an, mich unmittelbar im Anschluß an einzelne Übungen mit dem Schüler über die jeweilige methodische Effektivität zu verständigen, um mögliche Revisionsentscheidungen sofort treffen zu können. Auf diese Weise fließen in die Unterrichtsstunde immer wieder spontane Einfälle und methodische Versuche ein, die erst in sorgfältigen Nachbereitungen ihre endgültige Bewertung erfahren können.

Das vorliegende Unterrichtstagebuch dokumentiert die an die Produktions- und Aufführungszeit des „Faust" anschließende Arbeitsphase.

Die Gruppenstunden

Nachdem ich mehrere Aufführungen des „Faust" gesehen habe, nehme ich mir vor, die folgenden Gruppenstunden thematisch zu gestalten.

Ich stelle mir vor, daß schauspielerische Qualitäten, wie z. B. Präsenz und Spontaneität, oder die Fähigkeit, mit einem Satz den Partner zu bewegen, sowohl körperlich als auch stimmlich isoliert betrachtet und geübt werden können.

Mir fiel nämlich auf, daß hier einige Defizite herrschen. Es fehlte manchmal der Kontakt zwischen den Mitspielern, die Sätze kamen und gingen irgendwohin, die Schauspieler spürten nicht nach, welche Wirkung ihre sprachliche Äußerung auf den Partner hatte.

Ich stelle mir vor, daß zum Erüben dieser Elementarprozesse die zugrundeliegenden Prinzipien durch Geräte aus der Rhythmik erübt werden können.

Ein Seil kann eine lockere Verbindung zwischen zwei Partnern verdeutlichen, ein Stock hingegen eine starre. Mit einem Ball kann ich ein Ziel anvisieren und treffen, durch einen Reifen kann ich aus einiger Entfernung durchsprechen.

Ziel der Stunden soll sein, diese Möglichkeiten zu erforschen, zu üben, um schließlich kraft des Körpergedächtnisses die erarbeitete Körperspannung auch ohne Gerät auf den eigentlichen künstlerischen Ausdruck zu übertragen („Stelle Dir vor, Du ziehst mit Deinem Satz den Partner an, obwohl das Seil nicht mehr da ist.").

1. Gruppenstunde

Ziel der Stunde: Aufbau von Präsenz im Raum

Das meint einen Spannungszustand des Körpers, in dem noch nicht nach außen agiert wird, aber der Körper wach sein soll für Einwirkungen, die von außen kommen und für Aktionen, die daraus entstehen können. Vorrangig wird es um Raumaufbau und um Ausweitung und Zurücknahme dieses „Aufmerksamkeitsraumes" gehen. Ich will heute hauptsächlich mit Reifen arbeiten, die um den Körper gelegt werden können und dem Schüler somit das Gefühl für „seinen Raum" geben.

Ablauf

Ich beginne mit einer Einstimmung im Liegen, fordere auf, mit dem Körper zum Boden hinzuspüren. Weil die Gruppe sehr müde wirkt und die Schüler sehr leicht in sich selbst zurücksinken, muß ich immer wieder auf diesen hinspürenden Aspekt hinweisen.

Dann erhält jeder Schüler einen Reifen. Ausprobieren der Spielmöglichkeiten.

Anweisung, den Reifen in der Höhe des Bauchnabels um den Körper zu legen. „Hullahupp" – durch dieses Spiel entsteht Wachheit und Bewegung.

Dann den Reifen in dieser Position mit den Händen halten, und ihn als Segment eines Zylinders betrachten, in dem der Schüler steht.

Begrenzung nach vorne, zu den Seiten, nach hinten spüren. Kontakt zum Boden, Entfernung zur Decke spüren lassen.

Beobachtung: Bei jedem ist eine starke Aufrichtung zu sehen, ebenso der durch den gedachten Zylinder klar begrenzte Raum.

Erklärung: Durch Erweitern der Leibgrenzen Tonisierung durch Gamma-Aktivierung (Transsensus). Erhöhung der Einatemausgangslage.

Anweisung, diesen Raum im Gehen mit sich herumzutragen.

Beobachtung: Das Gehen wirkt sehr geschmeidig. Man sieht förmlich die „Aura“.

Rückwärts gehen, seitwärts gehen. Immer wieder Hinweis, den Raum ganz auszufüllen.

Nachspüren im Stehen. Häufigste Meldung: Gefühl von Sicherheit im Stehen.

Dann Reifen ablegen. Mit geschlossenen Augen (Raum immer noch gedacht) langsam von der Stelle bewegen. Nach vorne gehen.

Beobachtung: Die Schüler scheinen den Reifen noch als Schutz zu halten. Arme beschreiben den Innenraum. Raum nach hinten fällt bei einigen leichter zusammen. Deshalb Hinweis, auch rückwärts zu gehen. Langsam. Jetzt auch nach hinten wieder Ausweitung beobachtbar. Aufforderung, wach zu sein für das, was von außen kommt. Die Schüler weichen sich auch mit geschlossenen Augen geschickt aus.

Nachspüren: eigenes Ausgeweitetsein ist häufigste Meldung (gutes Gefühl).

Augen öffnen.

Aufforderung, den Raum bewußt zusammenfallen zu lassen.

Beobachtung: Bei einigen bleibt noch Ausweitung. Verbale Meldung bestätigt die Beobachtung.

Raum wieder aufbauen.

Beobachtung: Das gelingt bei allen sehr gut.

Erklärung: Körpergedächtnis speichert die gemachte Erfahrung. Das Gefühl, daß es so sehr viel angenehmer sei, erleichtert diesen Prozeß.

Jetzt wieder den Reifen nehmen. Aufforderung, an die Wände des gedachten Zylinders mit der Stimme anzustoßen (mit dem Laut „wumm“).

Beobachtung: Einige machen erst den Ton und spüren dann zu den Wänden.

Korrektur über den Hinweis, erst Begrenzung zu spüren und dann zu tönen. Wände auch anschauen.

Beobachtung: Die Schüler sehen aus wie tönende Tonnen. Tonqualität verbessert sich.

Erklärung: Durch Gamma-Aktivierung Zwerchfell reziprok innerviert, Atem und Tonstütze ständig aufgebaut.

Jetzt Aufforderung, den Reifen wegzulegen und mit der Vorstellung des Raumes weiterzutönen und durch den Raum zu gehen (verschiedene Richtungen). Treffen zwei Töne aufeinander, die entstehende Spannung erleben.

Beobachtung: Fähigkeit zum gemeinsamen Bewegen ist angebahnt. Manche schwingen ganz gleichförmig miteinander. Nachspüren.

Aufforderung, den Raum jetzt noch mehr auszuweiten. Vorstellung, der Umfang des Reifens wächst. Einige Schritte gehen.

Beobachtung: Große Wachheit. Ausgeweitetsein. Die Schüler nehmen sich gegenseitig in ihren Raum auf, sind einfach da (Präsenz).

Die Stunde endet mit diesem Gefühl für Präsenz. Es ist sehr ruhig im Raum, aber die Luft scheint regelrecht aufgeladen vor Spannung. Ich fordere die Schüler auf, diesen Aufbau selbst zu üben (auch im Alltag!).

Ich werde so weiterarbeiten. Die Schüler sprechen sehr gut auf die Übung mit dem Reifen an. Wichtig ist für mich, daß die Schüler zum einen das unterschiedliche Körpergefühl erleben („Was fühlt sich besser an?"), zum anderen aber auch lernen, den Raumaufbau selbständig zu gestalten (z. B. im Rollenunterricht es beim Spielen üben).

2. Gruppenstunde

Thema heute: Wiederholung und Fortführung der Arbeit am Phänomen „Präsenz". Einbeziehung der Beobachtung des gemeinsamen Bewegens. Einen Partner bewußt in seinen Raum aufnehmen.

Einstimmung am Boden (wie 1. Stunde). Heute große Unruhe. Es dauert lang, bis Konzentration da ist, die Übung wirklich erleben zu können.

Raumaufbau ohne Reifen wiederholen. Das gelingt bei allen gut. 2er-Gruppen: jetzt weitet einer seinen Raum aus mit dem Gefühl, er reicht bis an den anderen heran (Verbale Rückmeldung!).

Beobachtung: Das Gespür für das Berührtwerden ist noch nicht bei allen ausgeprägt.

Deshalb nehmen wir Stäbe zu Hilfe. Aufforderung, mit dem Stab den anderen zu berühren. Jetzt den Partner wegschieben. Mit Ton und Stab den Vorgang wiederholen (mit „hej").

Raum bewahren und nun Wegschieben ohne Stab, nur mit Ton.

Beobachtung: Der Ton bekommt bei allen Dichte und Zielgerichtetheit.

Aufforderung, sich einen Reifen vorzustellen, in dem man steht und der um den andern herumreicht.

Den Partner zu sich herbewegen; Bewegung soll ganz klein sein. Dann auf „Komm" den Partner anlocken (dieser schließt die Augen), ihn so durch den Raum führen. Der Führende geht rückwärts und muß nun auch nach hinten spüren, daß er nirgends anstößt.

Beobachtung: Das „Komm" meint den andern wirklich. Tonqualität sehr gut.

Aufforderung, nun in dem gemeinsamen Raum miteinander zu spielen. Auch der Führende soll die Augen schließen.

Beobachtung: Es entstehen Pendelbewegungen (mit Silben wie „hou" oder „hej").

Die Schüler begreifen, daß die Voraussetzung für das Gelingen einer gemeinsamen Bewegung der korrekte Raumaufbau ist. Zieht sich der Führende beim Tun ganz auf sich selbst zurück, dann kann ihm der Partner nicht mehr folgen.

Ich merke, daß diese Arbeit manchmal eine zu hohe Konzentration erfordert. Ich sollte die Übungen spielerischer gestalten, um so das Selbstverständliche dieser Phänomene zu nutzen. Im Alltag funktioniert es ja auch (meistens!).

3. Gruppenstunde

Nachdem ich von den Schülern Rückmeldung bekomme, daß die Übungen sehr spannend seien, aber auch manchmal die Frage gestellt wird, was das jetzt mit Schauspiel zu tun habe, soll diese Stunde mehr den künstlerischen Aspekt miteinbeziehen.

Ich werde versuchen, Sätze aus dem „Faust" mit in die Übungen einfließen zu lassen.

Dabei soll das Prinzip des gemeinsamen Bewegens noch intensiver geübt werden.

„Jemandem etwas mitteilen", „jemanden mit seinen Worten bewegen": in diesen Sätzen kommt der Charakter der Bewegung im sprachlichen Kommunikationsprozeß zum Ausdruck.

Thema der Stunde: Bewegt werden und Zurückbewegen

Die Schüler stehen im Kreis.

Aufforderung, den von ihnen beschriebenen Innenraum zu erfassen. Dann den von ihnen ausgegrenzten Außenraum wahrnehmen. Den Boden in seiner Qualität erspüren (warm – kalt, hart – weich). Den Abstand zur Decke abschätzen.

Ich gebe einen Klatschimpuls mit einer bestimmten Qualität (z.B. luftiges Klatschen) dem Nebenmann. Dieser gibt den Impuls in gleicher Qualität weiter. So läuft dieses Geräusch im Kreis herum. Verschiedene Tempi. Richtungswechsel. Dann mit Tönen und Silben.

Beobachtung: Diese Übung macht allen sehr viel Spaß. Sie bezieht die Erfahrungen aus den vorangegangenen Stunden mit ein und ist gleichzeitig eine gute Übung zur plastischen Artikulation durch den Kontakt zur Gruppe.

Aufforderung, in 2er-Gruppen zu gehen.

Spiegelübung:
Einer ist der Spiegel des anderen. Langsame Bewegungen. Wenn der Kontakt da ist (auch hier wieder gemeinsamer Raum, der aber über die Vorstellung des Spiegels spielerisch leichter aufgebaut werden kann), einen Satz aus dem „Faust" in verschiedenen Stimmungen sagen, den der Spiegel jeweils mit gleicher Körperbewegung und Intonation wiedergeben soll.
Beobachtung: Im Verlauf der Übung wird der Ausdruck echt, weil jede „gemachte" Äußerung auch als solche zurückgespiegelt wird (Korrektur nicht über Selbstreflexion!).
Wechsel.

Zusammenfassung:
Durch die Aufforderung, wirklich den anderen zu spiegeln, bekommt bereits die Phase der Vorbereitung eines Ausdrucks (Prästimulation) eine herausragende Bedeutung. Diese Phase gilt es noch genauer zu untersuchen. Weil die Schüler oft zu sehr auf den sprachlichen Ausdruck fixiert sind, passiert es, daß sie den anderen gar nicht meinen. Zudem ist das ja auch der Moment im sprachlichen Ausdruck, in dem die Vorstellungsbilder dem Körper die entsprechende Spannung geben.
Auf der Grundlage der unspezifischen Vortonisierung (durch Kontakt zum Publikum oder zum Partner) werden die Bewegungen fließend, ist die Stimme in jedem Moment gestützt (reziproke Innervation des Zwerchfells durch Tonisierung der Bauchdecken).
Vergleiche automatische Luftergänzung bei *Coblenzer.* Auch hier ist die Voraussetzung der Kontaktaufbau.

4. Gruppenstunde

Seit zwei Wochen arbeiten die Schüler im Einzelunterricht an den Shakespeare-Sonetten. Ich will versuchen, dies auch in den Gruppenunterricht hineinzunehmen. Die Artikulation mancher Schüler läßt zu wünschen übrig. Auch sie muß genauer geübt werden.
Ich will die Wahl der rhythmischen Geräte frei lassen. Dabei stelle ich mir vor, daß jeder Schüler „sein Gerät" wählt, mit dem er die Wirksamkeit des Sonetts nach draußen verstärken kann.
Wir beginnen mit einem freien Aufwärmen. Jeder Schüler spielt mit einem Luftballon.
Anweisung: Ballon nur mit dem Kopf balancieren, dann mit den Armen:

auf verschiedenen Raumebenen, oben, in der Mitte, unten und mit den Füßen: im Stehen und im Sitzen.

Übung zur Resonanzraumbelebung:

Zwei Schüler gehen zusammen, sie benutzen einen Luftballon als Überträger ihrer Stimmen.

Aufforderung, über den Ballon Verbindung herzustellen: Ballon zwischen Bauch und Bauch, Brustbein und Brustbein, Stirn und Stirn. Mit diesen drei unterschiedlichen Verbindungen entstehen auch andere Stimmklänge. Wir benutzen Sätze aus dem Faust. Das ist manchmal sehr lustig …

Aus der letzten Einstellung (Stirn) entsteht eine Übung zur Artikulation. Mehrere Schüler sind nämlich dazu übergegangen, in den Ballon hineinzusprechen und ihn dabei dem Partner ans Ohr zu halten.

Wir machen daraus eine Gruppenübung. Wir stehen so, daß jeder mit dem Ohr an einem Ballon lauschen und gleichzeitig in seinen Ballon sprechen kann. So ist der Kreis geschlossen, und wir können senden und empfangen.

Beobachtung: Die Stimmen bekommen dabei sehr starken Vordersitz, und auch die Aussprache wird sehr plastisch. Diese Übung war sehr anregend.

Wir gehen also direkt zur Arbeit an den Sonetten über. Es stehen Tennisbälle, Seile, Reifen und Stäbe zur Verfügung. Jeder soll ausprobieren. Es entstehen interessante Szenen.

Ich greife zwei Schüler heraus:

M. Seinen Stimmklang und seinen körperlichen Ausdruck vergleiche ich üblicherweise mit der Bewegung einer Kugel, die in einer Schale kreist.

Ich beobachte sehr starke Pendelbewegungen, vermisse oft die Kraft des Aufgerichtetseins. M. hat die Tendenz zum Zerfließen, auch seiner Stimme fehlt oft der notwendige Kern, um etwas zu behaupten und wirklich zu meinen.

Er spricht sehr wach auf eine Kei ra ku-Arbeit an, in der besonders die Yang-orientierten Kei ra kus zur Gestaltung gebracht werden müssen. Dabei verändern sich auch die für ihn typischen melodiösen Intonationskurven und die Explosiva bekommen mehr Kraft.

M. wählt den Ball, um sein Sonett „'S ist besser schlecht zu sein, als schlecht zu scheinen" zu sprechen (Nr. 121). Er hat dabei eine Situation gewählt, in der er, ärgerlich über die anderen, wie in einem Selbstgespräch redend, auf den entscheidenden Satz hinsteuert: „Nein! Ich bin, was ich bin …"

Dabei prellt M. den Tennisball so auf den Boden, daß er gegen die Wand fliegt und zurückkommt.

Beobachtung: Diese Bewegung des Balles gibt M. selbst Direktheit und eine gewisse Knappheit im Ausdruck, die das Sonett m.E. auch verlangt (es auf den Punkt bringen).

Erklärung: Im Wurf des Balles kann man verschiedene Phasen unterscheiden: Sammeln, Ausholen und Werfen.

Diese drei Positionen regen die Yang Kei ra ku an, denen die Themen Dynamik, Rhythmik und Direktive zugeordnet werden.

Das erklärt die Kraft, mit der M. plötzlich seinen Ausdruck fand. Es kam Energie in Fluß.

J. Das erste, was mir an J.s Sprechstimme auffiel, war ihr häufiges Umschalten von ihrer Indifferenzlage auf eine Stimmlage, die um fast eine Oktave höher lag. Dann klang ihre Stimme piepsig und kindlich.

Während der „Faust"-Proben zeigte sich, daß J. wenig Gespür für die Wirksamkeit ihrer Körpersprache und ihrer Stimme hatte. Sie lernt über die Schulung ihres Raumgefühls auch ihrer Stimme die Tiefe und Größe zu geben, die sie eigentlich hat.

Vor allem die Belebung des hinteren Raumes setzte große stimmliche Reserven frei, die Stimme bekam mehr Volumen.

J. spricht das Sonett Nr. 116: „Heiß' mich nicht sagen ...". Sie hat eine Situation gewählt, in der sie aus einer sehr großen Ruhe heraus spricht. Sie vermittelt den Eindruck von Stabilität und Souveränität.

Ich frage sie, welches Gerät sie wählen will und merke dabei nicht, daß sie den Raumaufbau ohne den Reifen schon längst vollzogen hat (vgl. 2. Stunde).

Ich werde diese Arbeit in den Einzelstunden fortsetzen, weil in der Gruppe dabei zuviel gleichzeitig passiert. Es ist aber auch gut zu sehen, daß es so viele Möglichkeiten gibt. Das regt zum Ausprobieren an. Der nächste Schritt soll sein, diese Erfahrungen auf einen künstlerischen Ausdruck zu übertragen, das Gerät als Hilfsmittel also wegzulassen.

Vorbemerkungen zum Einzelunterricht

Ich unterrichte jeden Schüler eine Stunde pro Woche. Diese Zeit hat sich als sehr gut erwiesen.

Es bleibt Raum für ein Gespräch, in dem ich etwas über den aktuellen Stand des Schülers und seine Schulsituation erfahre.

In meiner Dokumentation beschreibe ich 5 Einzelstunden mit A. Auf die einführenden Gespräche gehe ich dabei nicht ein. In der Regel bleiben für die eigentliche Arbeitsphase ca. 30 Minuten.

In den Einzelstunden versuche ich, wie in den Gruppenstunden auch, Lernziel einerseits und momentane Gestimmtheit des Schülers andererseits zu berücksichtigen.

A. vermittelt den Eindruck großer Vitalität und Kraft. Nach längerer Arbeit mit ihm, besonders durch die Erfahrungen aus dem „Faust", lerne ich ihn auch von einer anderen Seite kennen.

A. nimmt sich in seiner Vitalität manchmal sehr zurück im Bemühen um den ihm angemessenen künstlerischen Ausdruck. Er versucht dann, eine Figur rein intellektuell zu erfinden, gibt dabei aber seinen Umweltraum und seine Bodenständigkeit ganz auf. Spricht er aus dieser Spannung heraus, klingt seine Stimme – da ohne Gegenspannung – kraftlos und angestrengt.

Während der Proben neigte A. oft zur Heiserkeit, die sich manchmal fast bis zur Aphonie entwickelte.

Beim Sprechen im großen Aufführungsraum traten die Gefäße am Hals hervor, weißer Speichel in den Mundwinkeln zeigte die Anstrengung, die er aufbringen mußte, um stimmlich anzukommen.

Die mangelnde Tragfähigkeit versuchte A. durch ein Weitmachen der Mund- und Nasenresonanzräume zu kompensieren. Seine Stimme klang dann hohl und kraftlos. Die Behandlung eines leichten Sigmatismus gehört zum „ständigen Programm".

A.s Stärke liegt in seiner Fähigkeit, Vorstellungsbilder körperlich sehr differenziert sichtbar zu machen. Ein Hauptanliegen meiner Arbeit mit ihm besteht darin, ihn in dieser Fähigkeit zur Durchlässigkeit zu bestärken.

Die wesentlichen Inhalte im Einzelunterricht mit A. sind:

- Arbeit am richtigen Stimmeinsatz und diesen auch bei Belastung nicht zu verlieren,
- Regulierung eines leichten Sigmatismus,
- Arbeit an der Aufrichtung,
- mehr Sensibilität für den Umweltraum.

Da A. immer wieder vorschnell ins ‚Machen' kommt, scheint es angezeigt, besonders zwei Phasen im Ausdruck Beachtung zu schenken:

- Phase der körperlichen Vorbereitung (Prästimulation) und
- Phase des körperlichen Nachspürens nach einer Aktion (Poststimulation).

Wie ich in der Beschreibung von A. schon feststellte, besitzt er eine hohe Durchlässigkeit für Vorstellungsbilder. Ich arbeite deshalb sehr oft mit ihm über Imagination.

1. Stunde

Auf A.'s Wunsch hin werden wir uns heute an der korrekten Bildung des s-Lautes versuchen. Wir werden über die Bewußtmachung der richtigen Bildung des s-Lautes zu ganzen Wörtern und schließlich zu Sätzen gehen.

A. soll zunächst einige Male auf f kräftig ausblasen. Das kräftigt seine Basis für weitere konzentrierte Übungen.

Aufforderung, ein stimmhaftes s zu bilden. Nach mehrmaliger Korrektur gelingt das ganz gut.

Wechsel stimmloses s – sch, um die betroffene Artikulationszone und -organ zur Aktivität anzuregen.

A.'s Zunge liegt nicht breit und flach genug an den unteren Schneidezähnen. Mit der Vorstellung, er solle ein Seil von der Seite zu sich ziehen, korrigiert sich das. Nachspüren, Nachhören.

Wechsel in der Wahrnehmung zwischen dem Situationsgefühl (etwas wirklich ziehen) und dem Gefühl für die Zunge.

Nachdem das s nun an der richtigen Stelle gebildet wird, Übergang zu problematischeren Lautverbindungen. ps – mit der Vorstellung, Zeigefinger und Daumen, die sich berühren, schnellen mit dem ps auseinander. Bei guter Konzentration auf Finger gelingt das sehr gut. Jetzt gehen wir zu einzelnen Wörtern über und schließlich zu Testsätzen.

A. kann sehr gut von sich aus korrigieren.

Dann spielen wir mit diesen Sätzen. Ich gebe ihm verschiedene Vorstellungen: z.B. „Wort zum Sonntag“, um das Ganze nicht zu ernst und verkrampft werden zu lassen.

Beobachtung: Durch das ständige Kontrollieren, also sich selbst zuhören, rutscht A.s Stimme ziemlich in den Hals. Es fehlt der leichte Vordersitz. Hier hilft ihm die Vorstellung, er sei Gulliver im Land der Zwerge und dürfe nicht laut sprechen. Er soll sich die Zwerge richtig vorstellen, vorsichtig und trotzdem deutlich mit den Miniaturmenschen vor ihm sprechen.

Beobachtung: Jetzt fällt die Sprache regelrecht heraus. Die Art der Artikulation ist sehr locker und doch plastisch.

Erklärung: Durch das vorgegebene Bild wird besonders der Formungswille angesprochen. Es wirkt jedoch nicht künstlich, weil A. in der Verwirklichung dieser Übung durch den konsequenten Kontakt mit seinen kleinen Zuhörern sich nicht selbst kontrolliert.

Wir werden artikulatorisch so weiterarbeiten!

2. Stunde

A. hat im letzten Rollenunterricht eine wichtige Erfahrung gemacht. Sein Rollenlehrer hat ihm den Tip gegeben, beim Sprechen die Flanken und den Rücken weit zu halten. Das deckt sich mit meiner Beobachtung, daß A. beim Sprechen oft nach vorne zu kippen scheint. Er gibt dann seinen hinteren Raum ganz auf.

Ich trainiere mit A. in dieser Stunde die FAB-Methode nach *Glaser* (Fühlen mit alternierendem Bewußtsein).

Aufforderung, aus der Erinnerung an den Rollenunterricht das Gefühl für den weiten Rücken wiederherzustellen.

Beobachtung: A. bekommt wirklich viel mehr Bezug nach hinten, d.h. er hat sich wie selbstverständlich nicht nur in seinem Rücken, sondern über diesen hinaus in seinen rückwärtigen Raum geweitet. Dagegen ist jetzt nach vorn keine Ausstrahlung mehr zu spüren.

Ich stelle mich also einige Schritte von ihm entfernt auf und fordere ihn auf, seine Aufmerksamkeit bis kurz vor mir aufzubauen. Ich soll noch nicht mit in seinem Raum stehen.

Beobachtung: Er kann sehr gut dieser Vorstellung folgen.

Jetzt soll A. hin und herwechseln zwischen dem Gefühl für seinen Rückenraum und der Aufmerksamkeit für den Raum zwischen uns (Situationsgefühl).

Nachdem das gut gelingt, soll A. seinen Aufmerksamkeitsraum bis an mich heran aufbauen, so als könnte er mich mit seinen Armen (die er sich verlängert vorstellen soll) berühren.

Beobachtung: Der Hinweis auf den ständigen Wechsel zwischen Rückenraum und Raum vor ihm gibt ihm sehr große Sicherheit.

Jetzt soll A. mich mit in seinen Raum aufnehmen mit der Vorstellung, seine verlängerten Arme könnten mich umfassen und mich vorstellungsmäßig bewegen.

Beobachtung: Ich fühle mich von ihm aufgenommen. Subjektiv entsteht bei uns beiden das Gefühl von Leichtigkeit und Freiheit in der Bewegung.

Nach dieser Übung weise ich A. auf sein Leibgefühl hin.

Er soll bewußt diesen Wandel von Situationsgefühl während der Übung und Leibgefühl in der Poststimulation wahrnehmen, um diese Weitung von Rücken und Flanken während der Rollengestaltung aufrufen zu können (Prästimulation).

Die FAB-Methode arbeitet sehr stark mit der Bewußtmachung von Leibgefühlen, die aber während einer unter Transsensus vollzogenen Bewegung eigentlich verschwinden.

Wichtig ist die konsequente Realisierung des Themas, unter dem eine Bewegung sich vollzieht. Erst dann wird über das Gammanervensystem ein guter Gesamttonus aufgebaut.

Die Einführung der FAB-Methode in die heutige Stunde geschah deshalb, weil manche Rollenlehrer immer wieder ganz subjektiv erfahrene und damit kaum übertragbare leibliche Phänomene beim Sprechen dem Schüler als Tip mitgeben. Diese behindern den Schüler dann aber eher, weil er mehr bei sich und seinem Körper ist als im Geschehen selbst.

Für mich war das heute eine ganz neue Erfahrung!

3. Stunde

A. will sich heute mit dem Shakespeare-Sonett Nr. 23 beschäftigen.

Mein Ziel ist, ihm viel Ruhe im sprachlichen Ausdruck zu geben.

Der erste Schritt: A. liest das Sonett. Wir klären einige mißverständliche Worte und schon bei diesem Prozeß verändert sich die Intonation, der reine Leseton verschwindet.

Bei der Gestaltung fällt mir besonders auf, daß A. einen sehr hohen Körperschwerpunkt hat.

Nachfrage, wie er den Text gestalten will.

Sein Ziel: Sachlichkeit.

Das bedeutet für ihn, nur mit dem Kopf zu sprechen.

Er will mir den Text ganz sachlich mitteilen, ich fühle mich aber nicht angesprochen.

Ich stelle mich hinter ihn, lege meine Hände auf seine Schulter und bewege ihn leicht hin und her, vor und zurück.

Aufforderung, mich zurückzubewegen.

Nachdem das geht, stelle ich mich einige Schritte hinter ihn, und er soll mich vorstellungsmäßig noch bewegen können.

Beobachtung: Jetzt ist sein Raum nach hinten sehr gut aufgebaut.

Aufforderung, in diese Spannung den Text zu sprechen, ihn mir mitzuteilen.

Beobachtung: Der Text klingt jetzt sehr intim, aber der Ausdruck ist echt, weil er mich wirklich anspricht. Große Ruhe dabei.

Letzter Schritt: Den nach hinten aufgebauten Raum einfach vorstellungsmäßig nach vorne umschlagen. A. soll mich oder eine andere Person vor sich hin denken und ihr den Text mitteilen.

Beobachtung: A. hat sehr viel Ruhe durch die von ihm aufgebaute Gegenspannung vorne – hinten. Er kann jetzt leicht nach eigenen Vorstellungen interpretierend sprechen. Sachlichkeit heißt nicht Beziehungslosigkeit.

Wichtig erscheint mir der Hinweis, daß solche Vorgänge wie Raumaufbau, vorstellungsmäßiges Bewegen, etc. von der Einstellung des Schülers abhängen. Ich melde nur zurück, ob ich auch etwas spüre, wenn ich Gegenüber bin. Ich betone gerade im Einzelunterricht immer wieder, daß die Schüler diese Einstellungsveränderungen selbst vornehmen können (Intentionswechsel) und sollen, weil das ein Bewußtsein für die eigene Wirksamkeit schafft.

Ich bin mir einer gewissen Gefahr dieser Vorgehensweise durchaus bewußt. Sie verleitet manchmal dazu, Sensationen zu fühlen, die real gar nicht existieren (Suggestion). Die Zuhilfenahme von Geräten bringt oft eine viel konkretere Wahrnehmung leiblicher Phänomene.

4. Stunde

Eine Rollenlehrerin von A. hat mich eingeladen, bei ihrem Unterricht zuzuschauen. Es wird eine Szene aus dem „Menschenfeind“ von Molière geprobt.

Mir fällt auf, daß A. beim Spiel leicht zappelt, daß der Kontakt zu seiner Partnerin immer wieder abreißt. Die Sätze kommen unvorbereitet.

In der darauf folgenden Sprecherziehungsstunde möchte ich an diesen Dingen etwas probieren.

Um die Direktheit im Ausdruck zu erreichen, stelle ich mich vor A. hin, und er soll mich mit einem Stab berühren, leicht wegstoßen und schließlich vor- und zurückbewegen.

Beobachtung: Um mich nicht umzuschmeißen, sondern mich lediglich ins Pendeln zu bringen, muß A. natürlich in jeder Phase der Aktion mit seiner Aufmerksamkeit bei mir sein. Und hier fällt mir auf: Seine Aufmerksamkeit läßt genau in dem Moment nach, nachdem er mich angestoßen hat. Er schaut gar nicht, was diese Bewegung mit mir macht. Als ich ihn darauf hinweise, kann er auch „dranbleiben“.

Was bedeutet das für die Stimme?

Wir nehmen jeder einen Ball und prellen ihn so auf den Boden, daß er gegen die Wand springt und zurückfliegt. Wir setzen die Stimme ein („heijjopp"), „heij" beim Aufprellen, „jopp" beim Zurückkommen und wieder fangen.

Beobachtung: A.'s Stimme ist in der ersten Phase kräftig und gestützt. In der zweiten Phase wird sie dünn und kraftlos; dieser Moment vermittelt mir so etwas wie Unsicherheit bei ihm.

Wir üben den Rest der Stunde nur diese Bewegung mit Ball und Stimme.

Für die nächste Stunde will ich versuchen, diese gemachte Erfahrung auf das Textsprechen zu übertragen.

5. Stunde

Für diese Stunde habe ich F. , A.'s Partnerin in der Molière-Szene, hinzugebeten. Es geht mir heute um das Phänomen des „Dranbleibens", des Kontakthaltens nach einer sprachlichen Äußerung.

Zunächst lasse ich noch einmal die Szene spielen.

Beobachtung: Die beiden haben in der Zwischenzeit daran gearbeitet und es ist eine höhere Wachsamkeit für den Partner da.

Um das zu verstärken, gebe ich den beiden einen Stab in die Hand, über den sie nun verbunden sind. Aufforderung, den anderen zu bewegen.

Beobachtung: Die Bewegungen bleiben peripher, sie gehen nicht durch den ganzen Körper.

Aufforderung, den Stab oberhalb des Brustbeins zu placieren (Verbindung über den Rumpf).

Beobachtung: Jetzt funktioniert das Miteinanderbewegen. Durch die Gefahr, beim Nachlassen der Aufmerksamkeit den Stab fallen zu lassen, wächst die Wachsamkeit und das Gespür für den Partner.

Jetzt Arbeit mit dem Text.

Beobachtung: Die Stimmen werden viel freier und schwingen mehr durch. Die Sätze treffen den anderen wirklich. Erklärung: Durch Verlängerung über den Stab zum Partner Gamma-Aktivierung. Atem- und Tonstütze bleibt auch nach einer sprachlichen Äußerung erhalten.

Selbst als der Stab weggenommen und nur noch vorstellungsmäßig gehalten wird, bleibt der Kontakt.

Ein witziger Nebeneffekt ist die Veränderung der Tonqualität je nachdem, wo der Stab angelegt wird. Verbindet er beide Partner in der Bauchgegend, dann wird die Stimme auch „bauchig", und die Figuren vermitteln den Eindruck von Gemütlichkeit. Bei Stirnverbindung: Kopflastigkeit. Bei Schulterverbindung: Lässigkeit. Damit kann man toll weiterarbeiten!

Fazit:

Die Geräte aus der Rhythmik – werden sie als Partnerverbindung genutzt – zeigen klar, wo die Kontakt-Schwächen liegen. Ich erfahre langsam die ungeahnten Möglichkeiten, die sich daraus ergeben. Durch ihren „transsensuszwingenden Charakter" wird automatisch der gute Tonus aufgebaut, bei dem dann getrennte Atem- und Stimmübungen überflüssig werden.

Bei A. funktioniert die beschriebene Arbeitsweise sehr gut. Seine Wachheit und Durchlässigkeit wirken natürlich stark auf meine Phantasie für das Erfinden immer neuer Übungen und Vorstellungsbilder zurück. Wenn das bei anderen Schülern oder in der Gruppe nicht so leicht möglich ist, heißt das für mich nur, daß ich noch nicht die „richtige Sprache", d.h. die entsprechenden zündenden Bilder gefunden habe.

Diese Schwierigkeiten nehme ich aber gern in Kauf, weil dadurch eine Unterrichtssituation entsteht, in der ich und der Schüler auf der Suche sind.

Sie sind notwendig für den ständig ablaufenden Prozeß des Einander-Kennenlernens und der Revision einmal gemachter festgelegter Bilder und Meinungen.

Sinnvolle Rednervorbereitung

von *Roland Gautschi*

Wir alle kommen gelegentlich in die Lage, mittels Worten auf andere wirken, einem Gegenüber etwas mitteilen zu wollen. Je nach Situation (beispielsweise vielen unbekannten Gesichtern gegenüberstehend oder im Kreis vertrauter Menschen das Wort ergreifend, ein Gespräch mit einem Patienten oder Freund führend) fällt es dem einen schwerer oder leichter, als redender Mensch – als Redner – in Erscheinung zu treten. Der folgende Beitrag stellt dar, wie eine sinnvolle Rednervorbereitung aussehen kann, wobei die Erkenntnisse der Forschungsarbeit des Jubilars als Basis und Orientierungshilfe für ein solches Konzept dienen.

Ausgangspunkt des Aufsatzes bilden Ratschläge landläufiger Rhetorik-Lehrbücher, wie ein Redner aufzutreten habe und was seinem Vortrag die angestrebte Wirkung sichere (Teil I). Dem in diesen Anweisungen sich spiegelnden Bild des Menschen und seiner Bewegung (Teil II) wird im folgenden unter phänomenologischem und neurophysiologischem Aspekt eine unterschiedliche Auffassung vom (redenden) Menschen gegenübergestellt (Teil III). Welche Konsequenzen aus den erarbeiteten Grundlagen für eine sinnvolle, ganzheitlich orientierte Rednervorbereitung zu ziehen sind, wird anschließend einerseits grundsätzlich, andererseits anhand eines Übungsbeispieles erörtert, wobei der Bedeutung der Grundformen der (Bewegungs-)Entwicklung für den Redner nachgegangen wird (Teil IV).[1]

I

Ziehe ich *landläufige*, heute in der Bibliothek oder im Handel erhältliche *Rhetorik-Lehrbücher*[2] zu Rate, wie ich als Redner aufzutreten habe und was meinem Vortrag die angestrebte Wirkung sichere, werden mir vorwiegend äußerlich-technische Regeln angeboten, die zu befolgen sind. Im Bereich der Körperhaltung lauten sie beispielsweise folgendermaßen:

„Man stehe aufrecht da, die Arme links und rechts des Rumpfes herabhängend, das Gewicht gleichmäßig auf die parallel stehenden Füße verteilt (*Mohler*, S. 68)."

„Beachten Sie ... auch Ihre Haltung ...: ruhig und fest liegt die Hauptlast des Körpers auf dem Standbein, das Spielbein ist locker, aber nicht unruhig, etwa einen halben Fuß vorgeschoben. Üben Sie den Wechsel von Standbein und Spielbein ... (*Schmid*, S. 6)."

Ebensolche Hilfestellungen werden zu Gestik, Mimik, Stimmführung, Atem- und Sprechtechnik und gegen Redehemmungen und Redeangst gegeben. Zwei weitere Beispiele zu Stimmführung und Atemtechnik mögen den Grundtenor dieser Ratschläge illustrieren:

„Grundsätzlich sollte man jeden neuen Gedanken im Ton etwas absetzen, was aber vielleicht zu schwierig für die meisten Redner sein wird ... Merken Sie sich: Alle Nebensachen, die zusammengehören (dem Sinne nach), sollen im gleichen Ton gesprochen werden! Abgesetzt von den Hauptsachen natürlich. Kommen nun neue Nebensachen im nächsten Satz – dann müssen diese einen neuen Ton haben. Sie sehen, es gibt allerhand zu unterscheiden ... Gehen Sie entweder höher oder tiefer, so haben Sie schon einmal zwei Unterscheidungen ... Man kann notfalls mit drei Stufen zurechtkommen. Wer mehr schafft, hat es natürlich besser (*Schiff*, S. 72)."

„Ziehen Sie Ihre Bauchdecke beim Üben immer gleich nach dem Luftholen stark ein und beginnen Sie dann erst mit dem Sprechen ... Während des Sprechens stellen Sie sich am besten vor: Einatmen ist wichtig – ausatmen so gut wie überflüssig (*Schiff*, S. 57)."

II

Diese in den Leitfäden zur Rhetorik gefundenen Regeln spiegeln ein bestimmtes *Verständnis des Menschen und seiner Bewegung*. Nach dieser Auffassung ist es sinnvoll, Bewegungen, ganze Handlungsabläufe in voneinander isolierte Elemente aufzuteilen, diese Teile technisch perfekt, nach genormten, von außen festgelegten Vorschriften einzuüben, wobei im Vordergrund die technische Bewältigung des Bewegungsvorganges (die sich vor allem an der Muskelkontraktion orientiert) steht. In der Aufführung sollen dann die Fragmente zusammengesetzt den Eindruck eines nahtlosen, ungekünstelten, ganzheitlichen Vorganges ergeben. Der Redner ist verantwortlich für jede Einzelheit; er muß im Moment der actio berechnend dieses oder jenes einstudierte Mittel einsetzen können, um die beabsichtigte Wirkung zu erzielen. Der hier propagierte ideale Redner kann jedes Detail seiner Rede bewußt, willkürlich einsetzen („Was muß ich *machen*?"); er ist ein Macher, der jede Einzelheit beherrscht. Dies entspricht dem heute weitverbreiteten Menschenbild, das den Menschen dazu verurteilt, alles (z.B. auch jede Einzelheit einer Rede) selber zu machen, zu beherrschen, zu besitzen. Es ist „das Bild des einzelnen Menschen als eines völlig freien, völlig unabhängigen Wesens, als einer ‚geschlossenen Persönlichkeit', die ‚innerlich' ganz auf sich gestellt und von allen anderen Menschen abgetrennt ist" (*Elias*, S. XLVII). *Elias* prägt für diese Vorstellung vom Menschen den Begriff des „homo clausus"[3], das ist ein Mensch, dem sein Kern, sein Wesen, sein eigentliches Selbst als etwas erscheint, was von seiner Umwelt isoliert, durch eine unsichtbare Mauer abgeschlossen ist, und der meint, mit der „Außenwelt“ nur in Ausnahmefällen (z. B. wenn er eine Rede hält) in Kontakt zu geraten. So ist dieser Mensch überzeugt, daß er auch in einer Kontaktsituation am besten funktioniert, wenn er sämtliche die Kommunikation beeinflussenden Faktoren von sich aus in sich selber unter Kontrolle bringen kann. Dies führt aber zu einem Teufelskreis: In der Überzeugung, *er* müsse jede Leistung allein, mit Hilfe seiner Ratio, erbringen, konzentriert er sich immer stärker auf sich, zieht sich in sich zurück („was muß *ich* machen?“) und erlebt sich dadurch immer stärker als „homo clausus“, als von den anderen abgeschnittenes Individuum, das seine Zuhörer nicht erreicht, das deshalb vermehrte Anstrengungen unternimmt, noch mehr Umstände in den Griff zu bekommen – und in Buchhandlungen nach neuen Leitfäden zur praktischen Rhetorik sucht.

III

Diese allzu äußerlich-regelorientierte Rednerschulung und die dahinterstehende Auffassung vom (redenden) Menschen als „homo clausus“ wird dem Menschen nicht gerecht. Fragen wir uns unter *phänomenologischem Aspekt* möglichst unvoreingenommen, welches die im Menschen angelegten Gesetzmäßigkeiten sind, die zur Bewegung führen, sie ermöglichen, in ihr sichtbar werden (Verständnis der menschlichen Bewegung) und welches die dem Menschen gemäße Betrachtungsweise ist (Verständnis des Menschen), finden wir am zuverlässigsten Antwort, wenn wir uns mit dem Bewegungsverhalten des Kindes beschäftigen, da hier die natürlichen Anlagen noch mehr oder weniger unverstellt spielen.

Gehen beispielsweise lernt das Kind, indem es auf etwas zugehen, zu jemandem hingehen will. Dieses Streben, in Kontakt mit der Welt zu gelangen, ist so stark, daß es trotz unzähliger Fehlschläge schließlich doch gehen lernt. Es steht dabei nie bei sich, auf sich bezogen und überlegt sich nie, welche Muskeln wohl für den nächsten Schritt kontrahiert werden müßten, welche Ausgleichsbewegungen das Becken, die Wirbelsäule bis und mit dem Kopf, der Schultergürtel, die Arme und Hände ... ausführen müßten, damit das Gewicht von einem Fuß auf den anderen verlagert werden kann, wodurch ermöglicht wird, den einen Fuß vom Boden zu lösen und wieder Boden zu fassen: es hat einen Schritt getan. Das Kind geht anders vor: Dank seinem Inter-esse, seinem Dazwischen-Sein zwischen dem eigenen Standort und dem, was es außerhalb seiner selbst in der Umwelt findet, dank dem Schon-beim-andern-Sein, Sich-in-Beziehung-zu-ihm-Befinden, findet es sich plötzlich im Gehen, stürzt zwar anfänglich immer wieder, rappelt sich wieder auf und lernt mit der Zeit aus einer Vielfalt von Reflexbewegungen, die den Bewegungsablauf störenden zu hemmen und die ihn fördernden zu verbinden und zu lenken.[4]

Dasselbe Prinzip zeigt sich beim Spracherwerb: Ausgangspunkt ist das Bedürfnis des Kindes, mit anderen Menschen in Kontakt zu kommen – etwas von ihnen zu fordern, ihnen etwas mitzuteilen. Angeregt dadurch, daß es mit anderen in Beziehung treten will, lernt es nicht etwa aufgrund artikulationsphonetischer Überlegungen, wie und wo es welchen Laut bei sich erzeugen müsse, sondern aus der ganzen Fülle sämtlicher Laute, die es in seinen Lallexperimenten entdeckt (in jedem Kind sind die Anlagen zur Bildung aller Laute, die in den verschiedenen Sprachen der Welt vorkommen, gegeben), lernt das Kind nach und nach, die zu seiner Muttersprache gehörenden auszusondern, diese zu den verschiedenen Wörtern zu kombinieren und die fremden, nicht zur eigenen Sprache gehörenden Laute zu unterdrücken.[5]

Im Unterschied zum in den Leitfäden dominierenden Menschenbild des „homo clausus" zeigen die Beispiele des Gehenlernens und des Spracherwerbs, was *Plügge* als Arzt stellvertretend für andere Autoren betont: die „Weltoffenheit" des Menschen (*Plügge* (a), S. 44).

„... ist das Kind, mehr noch als der Erwachsene, auf seine Welt, den Spielraum seiner Möglichkeiten und Intentionen, also *nach außen* gerichtet" (*Plügge* (a), S. 23)

„Hier [beim Kind] dominiert, wie beim Gesunden, das Faktum der normalen Intentionalität: Der Mensch ist gewöhnlich *draußen*, bei den Sachen. Er verwirklicht sich ‚à travers' seiner stummen Leiblichkeit in die Welt hinein und wird damit selbst Welt" (*Plügge* (a), S. 25).

Dieses phänomenologisch begründete Konzept der grundsätzlichen „Weltoffenheit" des Menschen erfährt seine Bestätigung auf *neurophysiologischer Ebene* durch die von *Glaser* publizierten Einsichten über die Bedeutung des Gamma-Nerven-Systems (GNS). Der zentrale Stellenwert des GNS liegt darin, daß es den Tonus der gesamten Muskulatur reguliert.[6] Nur durch diese Regulierung ist es möglich, daß die verschiedenen an einem Bewegungsablauf beteiligten Muskeln fein aufeinander abgestimmt zusammenarbeiten (Feinmotorik) und daß nicht durch mangelnde Koordination Kräfte verloren gehen. Erst die selbstregulierte, angemessene, günstige Spannungslage (eutonus) ermöglicht die Ökonomie der Bewegung. Was „günstig" ist, hängt immer von der jeweiligen Situation ab: Will ich dem Nachbarn etwas zuflüstern, so bedingt das einen völlig anderen Bereitschaftstonus, als wenn ich darauf eingestellt bin, mit meiner Stimme eine Gruppe von 30 Personen zu erreichen.

Das GNS wird aktiviert, wenn der Mensch über sich hinaus auf etwas oder zu jemandem hin bezogen ist. Erst im Bezugnehmen, im Über-sich-hinaus-Spüren, wird das GNS angeregt und kann dadurch die automatische Feinstkoordination sämtlicher Muskeln und Bewegungen übernehmen. *Glaser* hat für dieses Über-sich-hinaus-Spüren den Begriff „Transsensus" geprägt (*Glaser* (b), S. 22).

Es geht dabei immer um ein In-Beziehung-Treten von sich aus zu etwas oder jemandem hin, um ein Kontaktaufnehmen, ein Aufeinander-Eingehen, Miteinander-Umgehen, um das Bezogensein auf die Umwelt und damit um das Miteinbeziehen und Miteinbezogensein.

Der Einstellungsform des Über-sich-hinaus-Fühlens (Transsensus) entspricht auf körperlicher Ebene ein – wenn vielleicht auch fast unmerkliches – Entgegen-Dehnen, ein Sich-zum-anderen-hin-Ausweiten. „Zum *Transsensus,* dem Hinausspüren, ... [gehört reflektorisch] ein wirklicher muskulärer Dehnungs- und Lösungsvorgang, ein Entgegenstrecken, der *Obtentus,*" (*Glaser,* (b), S. 26). Beide, Transsensus als psychischer und Obtentus als physischer Vorgang, sind gleichzeitig und untrennbar wie Leib und Seele, wie Vorder- und Rückseite einer Münze.

Der Obtentus ist der körperliche Vorgang des Transsensus als Intentionsthema. Durch Transsensus und Obtentus als psycho-physischer Einheit wird das GNS in Gang gesetzt, und es kann seine Aufgabe erfüllen.

Jacobs faßt die Voraussetzungen, die das Ansprechen des GNS auslösen, wie folgt zusammen:

> „Wichtig ist, daß (...) nur durch dehnende Bewegung mit der Vorstellung des ‚über sich Hinausdehnens' ... (Obtentus-Aktion) – also nicht durch Muskelkontraktion – das Gammanervensystem in Tätigkeit gesetzt wird" (*Jacobs,* S. 125).

Die dargestellte Auffassung der Bewegungssteuerung von *Glaser* und *Jacobs* weicht von der gängigen Betrachtungsweise in wesentlichen Punkten ab, wie die folgende Gegenüberstellung zusammenfassend skizzieren soll:

Verständnis der menschlichen Bewegung

Gängige Auffassung	Im Unterschied dazu
„Was muß ich bei mir machen?“	„Sich ins Verhältnis zu ... setzen“
Was: Üben, Beherrschen und Zusammensetzen von Einzelheiten	Wie: durch Bezugnahme im Ganzen anwesend sein: Nutzen der Selbstregulation (Aktivierung des GNS)
– ich bei mir – („homo clausus“)	Sich einstellen auf die Situation: Entgegengehen („Weltoffenheit“) (Transsensus) – Wahrnehmen, Zulassen und Gestalten (= Austausch)
– machen – Aktivität	situationsgemäßes Re-agieren: Rezeptivität in der Aktivität
Orientiert sich - an der Muskelkontraktion	- am Entgegen-Dehnen (Obtentus) Über-sich-hinaus-Spüren (Transsensus) > Lösung
- an der willkürlich machbaren Bewegung (ANS)	- an der über den Bezug sich ergebenden Bewegung (GNS)
- am Körperhaften	- am Leiblichsein
- an der Technik/Mechanik der Bewegung	- an der Organik der Bewegung

Auch aus neurophysiologischer Sicht ist demnach die Auffassung vom Menschen als „homo clausus“ verfehlt. Die ihm innewohnenden Gesetzmäßigkeiten zeigen deutlich, daß er sich nur voll entfalten, ganz Mensch werden kann, wenn er in sensibler Aufgeschlossenheit mit der Welt umgeht, auf sie bezogen ist. Die Beispiele des Gehen- und Sprechenlernens beim Kind haben veranschaulicht, daß das Kind die im Menschen angelegten Strukturen noch ganz selbstverständlich nutzt: Im Umgehen mit der Welt, ihr zugewendet, sie erfahrend und mitgestaltend, erfährt und entwickelt es sich und ist darin dem Erwachsenen oft überlegen.

Beruhigenderweise bekräftigen die Forschungsergebnisse auf sensomotorischer Ebene (neurophysiologischer Aspekt) und die unmittelbar erlebbaren Phänomene ungestörten Verhaltens (phänomenologischer Aspekt) sich gegenseitig. Der Ansatz, den Menschen in seiner „Weltoffenheit“ zu sehen, entspricht der Einsicht, Lebendiges in seiner Qualität als „offenes System“ zu untersuchen – und nicht (in Übernahme eines unangemessenen, der klassischen Physik und Chemie entlehnten Denkmodells) als „geschlossenes System“ (Mensch als „homo clausus“).[7]

„An die Stelle des Bildes vom Menschen als einer ‚geschlossenen Persönlichkeit‘ ... tritt dann das Bild des Menschen als einer ‚offenen Persönlichkeit‘, die im Verhältnis zu andern Menschen einen höheren oder geringeren Grad von relativer Autonomie, aber niemals absolute oder totale Autonomie besitzt, die in der Tat von Grund auf Zeit ihres Lebens auf andere Menschen ausgerichtet und angewiesen, von andern Menschen abhängig ist ... Es ist angemessener, wenn man sich unter einem Menschenbild ein Bild vieler interdependenter Menschen vorstellt ..." (*Elias*, S. LXVII).

IV

Welche *Konsequenzen* sind aus den bisherigen Überlegungen *für eine sinnvolle Rednervorbereitung* zu ziehen? Der in den zu Rate gezogenen Rhetorikanleitungen vorgeschlagene Weg, der verspricht, das Vortragen in seiner Ganzheit durch das Befolgen unzähliger Einzelanweisungen zu verbessern, hat sich als wenig sinnvoll erwiesen. Es fällt außer Betracht, einfach „Rezepte" anzubieten, da dadurch nur Details auf Kosten des Ganzen betont würden. Dennoch können auf der Basis der vorgängig dargestellten Grundlagen 1. einige Zusammenhänge überlegt und in der Folge davon Möglichkeiten zur Beeinflussung der inneren Haltung des Redners und zu sinnvollem Üben abgeleitet werden, was 2. anschließend anhand eines konkreten Übungsbeispiels veranschaulicht wird. Dabei wird 3. aufgezeigt, welche Bedeutung den Grundformen der (Bewegungs-)Entwicklung für den Redner zukommt.

1. Wird die Rede als Belastungssituation erfahren, in der das Körperliche (als plötzliche Schwere der Zunge, trockener Mund, stockender Atem, als überflüssige und schwere Arme ... empfunden) auf Kosten des Leiblichen (als „ich kann", „ich darf", „ich will" erlebt)[8] in den Vordergrund tritt, liegt es nahe, Ratschläge gegen die störenden, körperlich in Erscheinung tretenden Phänomene zu erteilen. Dabei orientiert man sich an den äußerlichen, körperhaften Symptomen, schenkt ihnen Beachtung, wendet sich ihnen zu und zerrt sie damit – sie von ihrer Leiblichkeit isolierend – immer stärker aus dem „passé sous silence": ein Teufelskreis ist in Gang gesetzt, das Körperliche als Materielles, (Be-)Lastendes gewinnt ständig an Gewicht. Wollen wir dies vermeiden, dürfen wir nicht die Symptome, das Körperliche ins Zentrum unserer Aufmerksamkeit stellen, sondern wir haben auftauchende Schwierigkeiten an ihren Wurzeln anzugehen. Dominiert und behindert der Aspekt der Körperlichkeit unser Leiblichsein, müssen wir auf die zugrundeliegende Ursache (das tonusregulierende GNS ist blockiert und kann seine Aufgabe nicht wahrnehmen) eingehen. Red-

nervorbereitung ist sinnvoll, falls sie hier ansetzt und soweit es ihr gelingt, sich nach den Ursachen (nicht nach den Symptomen) zu richten. In dieser „Radikalität" ist sie gleichzeitig auf etwas zu Bildendes, zu Erreichendes – das Leiblichsein – hin orientiert und damit positiv, nicht negativ auf etwas zu Beseitigendes, zu Unterdrückendes (störende Symptome) – dem lästigen, zu eliminierenden Körper haben – ausgerichtet.[9]

Jeder Ausschnitt einer Rednervorbereitung ist folglich unter dem Gesichtspunkt zu prüfen und zu bewerten, inwieweit er Hand bietet, beim Redner die Aktivierung des GNS auszulösen. Durch selbstkritische Aufmerksamkeit und kontaktverneinende Momente („was muß ich bei mir machen?") wird das GNS blockiert (*Glaser* (a), S. 219). Auch im Üben ist der Mensch in seiner Weltoffenheit anzusprechen, sei es beispielsweise in einer Partnerübung auf das Du bezogen oder lauschend sich einem Ton öffnend. „Sich ins Verhältnis zu ... setzen": das ist der Schlüssel, der das Schloß (GNS) aufschließt, das Tor öffnet und den Weg zu Koordination und Selbstregulation freigibt.

Kontakt zum Publikum entsteht beispielsweise nicht durch einen willkürlichen „Augengriff". Auch wenn solche Elemente „beherrscht" werden, wirken sie unecht und überzeugen nicht, wenn sie sich nicht spontan als Auswirkung des auf das Publikum bezogenen Redners einfinden. Die von allen Meistern der Rhetorik *(Cicero, Quintilian ...)* geforderte Ehrlichkeit des Redners (vir bonus), bei diesen moralisch, ethisch begründet, erhält durch die neurophysiologische Forschung ihre Bestätigung: Nur beim Redner, der sich ehrlich, echt, jedesmal neu auf sein Gegenüber einstellt, wird über den Transsensus das GNS innerviert, wodurch das gesamte Erscheinungsbild des Vortragenden je nach seiner Intention modifiziert wird. Die Veränderungen zeigen sich nicht an einem Detail (dem „Augengriff", ob der Fuß so oder anders steht ...); sie betreffen das Haltungs-, Bewegungs-, Spannungs- und Atembild des ganzen Menschen und werden vom Zuhörer meist unbewußt und undifferenziert wahrgenommen: beim einen Redner fällt es „einfach" leicht zu folgen, beim andern fühlt man sich nicht angesprochen, und es kostet große Anstrengung, nicht ständig mit den eigenen Gedanken abzuschweifen. Am auffälligsten zeigt sich das Bezogensein zum Publikum in den beschriebenen Phänomenen der Leitfäden (Augenkontakt ...), doch sind diese beim guten Redner Folgen des Transsensus, Auswirkungen des Auf-das-Publikum-Bezogenseins. Sie sind nicht die Mittel, die er einsetzen muß, um das Publikum zu fangen. Denn auch der Blinde kann ohne „Augengriff" sein Auditorium erreichen; dank Wandel im

Spannungs- und Atemgeschehen spürt der Zuhörer deutlich, ob und wie der Sprecher auf ihn bezogen ist.

„Ein Redner, der sich schon im voraus auf sein Publikum bezogen hat, wird in dieser Vorbereitungsphase deutlich merken, daß er nicht mehr erschlafft dastehen kann, daß sich sein Brustkorb heben wird und es einer gewissen Anspannung bedarf, um die rechte Präsenz für sein Wirken entfalten zu können. Diese Leibgefühle, die durch die Gamma-Aktivierung aufgerufen werden, verschwinden in der real gelebten Situation. Aber der Zuhörer wird aus den somatischen Phänomenen wie Haltung, Atmung und Stimmodulation entnehmen, ob er ohne Gefühlsbeziehung angesprochen wird oder ob er ‚miteinbezogen' und ‚gemeint' ist (*Glaser* (b), S. 243).

Die äußerlich sichtbaren Zeichen des Kontaktes zum Publikum sind nicht als isolierte „Vortrags-Elemente" zu üben, sie ergeben sich (da sie dem Menschen innewohnen), sobald der Redner nicht nur „für sich" beziehungsweise „vor sich hin" spricht, um es möglichst rasch „hinter sich" zu haben, sondern die Rede als Mitteilung an die Menschen, die er vor sich sieht, versteht.

2. Das folgende Beispiel soll zeigen, wie Rednervorbereitung, die sich auf die gewonnenen Einsichten abstützt, konkret in der Praxis gestaltet werden kann.

Sinnvolle Anleitung zum Sprechen baut auf dem reflektorischen, unwillkürlichen Atem auf oder sie muß notfalls versuchen, ihn wieder freizulegen. Dieses Konzept verfolgen auch *Coblenzer/Muhar* in „Atem und Stimme. Anleitung zum guten Sprechen".[10] Spielt während des Sprechens das reflektorische Atmen, sprechen sie von „atemrhythmisch angepaßter Phonation" (*Coblenzer/Muhar*, S. 20f.). Ist das der atemrhythmisch angepaßten Phonation zugrundeliegende reflektorische Luftergänzen verloren gegangen, kann es in der Rednervorbereitung beispielsweise folgendermaßen geschult werden:

Im Prellen mit einem Ball wird jedes Abfedern des Balls vom Boden durch die Stimme mit einem „hopp!" oder „weg!" unterstützt. Der Prellende gerät nur dann nicht außer Atem, wenn er das Steigen und den Fall des Balls in sich mitvollzieht, mit dem Ball mitgeht, seine Bewegung aufnehmend und gewissermaßen mit ihm auf dem Boden aufkommt, sich verdichtet und sich im Hochspringen des Balls wieder löst. Durch das Unterstützen des Bewegungsablaufes mit der Stimme (z. B. kombiniert mit dem Auffordern, dem „Mitnehmen" eines Partners, gleichzeitig mit mir zu prellen) wird erleichtert, als ganzer Mensch beteiligt, im Tun anwesend zu sein.

Gleichzeitig stimmen sich Spannkraft der äußeren Bewegung (Prellen) und der inneren Bewegung, des Zwerchfells – dem Dirigenten des Atemorchesters – aufeinander ab, wodurch die Elastizität des Zwerchfells, die Voraussetzung für müheloses Atmen und Sprechen ist, gefördert wird. Eine besondere Hilfe ist, wenn auf Schlußkonsonanten (stimmlosen Explosiva) von Wörtern abgefedert werden kann – wie der Ball vom Boden abfedert – da durch starke Intensität Anreiz (Reiz) zum unwillkürlichen, reflektorischen Einatmen ausgelöst wird: „es" holt Luft. Dies ermöglicht zu sprechen, ohne atemlos, müde (erschöpft) zu werden. Es kann sich ein organisches Gleichgewicht zwischen Ein- und Ausatmen einfinden bei ständig gestaltetem Atem-Aus.

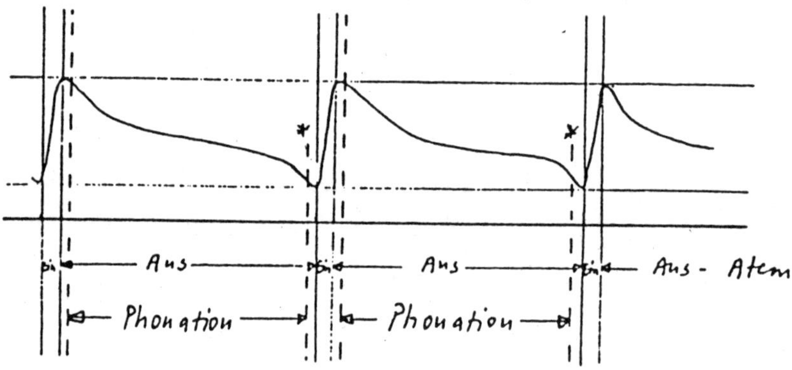

(nach *Glaser* (b), S. 252)

Im rhythmischen Wandel von Steigen-Fallen-Aufkommen und Abfedern vom Widerstand Boden – und wieder Steigen ... werden die Fedrigkeit, die Elastizität und der Bewegungsfluß des gesamten Organismus angesprochen. Im Üben wird erfahren, wie Körperbewegung, Atmung, Stimme und Artikulation funktionell ineinandergreifen, wobei dem Atem als Träger von Bewegung und Stimme die zentrale Rolle zufällt.

Damit das Prellen nicht (im bloßen Machen steckenbleibend) beengend wird und zu Verspannung, Verkrampfung führt, soll der Ball nicht unbezo-

* Abfedern auf stimmlosen Verschlußlauten (p, t, k) am Ende eines Spannungsbogens (Phonationsphase) → reflektorisches Luftergänzen[11]
Bsp. „ho*pp*"
„for*t*", „mi*t*", „un*d*" (Auslautverhärtung)
„we*g*" (Auslautverhärtung)

gen gegen den Boden geschleudert werden, bis er unkontrollierbar geworden aus der Reichweite des Prellenden davonspritzt, sondern gleichzeitig zur Aktivität, zum gezielten, den Boden als Gegenüber ins Auge fassenden Beschleunigen des Balls, gehört im Handeln die polare Thematik, die Rezeptivität, das Auf- und Wahrnehmen, wie der Ball ansteigt, umkehrt, fällt, am Boden aufkommt und abspringt, um erneut anzusteigen. Erst in dieser Wachheit im ganzen Bewegungsablauf in seiner Polarität anwesend, ist es möglich, fein dosiert, das „Eigenleben" des Balls berücksichtigend, das Prellen zu gestalten. Die Thematik des Aufnehmens kann, je nach Notwendigkeit für die Kursteilnehmer, durch entsprechende, das Prellen abwandelnde Aufgabenstellung betont werden – zum Beispiel indem einer der Gruppe seinen Ball in der Kreismitte senkrecht hochwirft [12] und alle gemeinsam Ansteigen, Fallen und Wiederansteigen des Balls, seine Bewegung aufnehmend, mit der Hand begleiten, bis der Ball ausgeprellt zur Ruhe gekommen ist. [13]

Nebst der für den Rhetoriker ins Auge springenden Arbeit an Atem und Stimme im vorangehenden Übungsbeispiel (dem WAS) wurde deutlich, wie wichtig es für ein günstiges Abspannen/Prellen ist, sich ins richtige Verhältnis zum Ball zu setzen: Entscheidend ist immer das WIE (mit oder ohne Transsensus), nicht das WAS (Ballprellen ...) des Übens. Es wäre völlig sinnlos, täglich 20mal zu prellen, dazu „hopp" zu sagen und dabei eine Entwicklung zu erwarten. Sinnvolles Üben versucht, immer wieder Situationen zu schaffen, die anregen, situationsgemäß zu handeln, sich in ein günstiges Verhältnis zu einem Gegenstand (z.B. dem Ball) oder zu einem Gegenüber zu setzen. Denn in welchem Verhältnis ich zu einer Sache stehe, bestimmt auch mein Verhalten dieser Sache gegenüber. Reden, Vortragen als Sich-Verhalten – nicht als Sich-Festhalten an Rezepten, sondern als Sich-ins-Verhältnis-Setzen – fordert vom Redner differenzierte Verhaltensweisen, das sind verschiedene, von der Situation und der Redeabsicht abhängige Arten, sich ins Verhältnis zur Umwelt zu setzen. Sie sind – in Abhängigkeit der Absicht des Handelnden und der gegebenen Umstände – von sehr verschiedener Thematik und Ausdrucksgestalt.

Aus der Vielzahl der Verhaltensmodi lassen sich jedoch in der menschlichen Entwicklung das Dominieren einiger Verhaltens-„Archetypen" aufzeigen, die *Glaser* als Grundformen der menschlichen (Bewegungs-)Entwicklung beschrieben und systematisiert hat. Für den Redner sind sie insofern von Belang, als erst die möglichst ausgewogene Entwicklung dieser Verhaltensmuster ein angstfreies, weltoffenes Handeln ermöglicht.

3. Im folgenden werden die *Grundformen der (Bewegungs-)Entwicklung* zusammenfassend referiert[14] *und ihre Bedeutung für den Redner* aufgezeigt. Ausgangspunkt sind folgende Verhaltensmuster:

(A) *Handlungsformen* (= Änderungsformen des Verhaltens; Komponenten, die die Wandlung, Veränderung bedingen):

Hier werden sechs Grundformen unterschieden, die sich in eine passive und eine aktive Gruppe gliedern. Beide Gruppen sind auf die Veränderung der Umwelt ausgerichtet, sei es, sie durch passives Verhalten zur selbsttätigen Änderung zu veranlassen (passive Prinzipien), sei es, sie durch eigene aktive Einwirkung umzuwandeln (aktive Prinzipien).

Die drei aktiven Prinzipien stehen unter folgenden Thematiken:

„Auffordern" (A 1): Zielgerichtet entscheide ich, fordere auf, bestimme, weise an, lege fest, gebe die Richtung an, plane, organisiere.

„Abwandeln" (A 2): Auf der Suche nach Neuem, neugierig sein; was vor mir liegt, schiebe ich beiseite, um es hinter mich zu bringen; Zukünftiges verwandle ich in Vergangenes, um mich gleich wieder vom Bekannten zu lösen und erneut das Unbekannte zu suchen; ich winde mich hindurch, umgehe Widerstände, weiche aus, lasse mich nicht treffen.

„In-Gang-Setzen" (A 3): Mit meiner ganzen ursprünglichen Vitalität grenze ich meinen Lebensraum ab, stemme mich gegen Eindringendes und ergreife Besitz (Sich-Einverleiben).

Die drei passiven Prinzipien sind durch folgende Thematiken bestimmt:

„Anbieten" (A 4): Mit meinem Können stelle ich mich den andern zur Verfügung und veranlasse meine Umwelt, das von mir Gegebene anzunehmen.

„Austauschen" (A 5): Bestrebt, Gegensätze auszugleichen, vermittelnd und kontaktbereit breite ich meine Individualität in die Welt hinein und bin einer unter vielen. Durch mein Eingeordnetsein rege ich die Umwelt an, mich als gleichwertigen Partner zu betrachten. Ich mache andere Interessen zu meinen eigenen und veranlasse gleichzeitig dadurch, daß meine Wünsche zum Bedürfnis der anderen werden.

„Aufnehmen" (A 6): Aufnahmebereit unterstelle ich mich den einwirkenden Kräften der Welt und nehme vertrauensvoll das Eindringen in mich auf. Meine Hingabe verlockt die anderen, das „Rechte" zu tun: zu schützen oder zu zeugen. Ich gebe nach, nehme Rücksicht, akzeptiere und veranlasse dadurch, daß die anderen zu Gebenden werden.

Jeder dieser sechs Verhaltensthematiken eignet eine typische Körperhaltung mit spezifischer Atemcharakteristik (vgl. S. 19). Sie sind hierarchisch geordnet, da sie sich als Evolutionsformen[15] im Reifungsprozeß zur Persönlichkeit des Menschen in den verschiedenen Altersstufen mit unterschiedlicher Dominanz zeigen. Beim Kleinkind dominieren Thematik und

Bewegungsform des „Aufnehmens“ und „In-Gang-Setzens“ (strampelnd sich seinen Raum erobernd und behauptend), im Älterwerden die des „Austauschens“ (Wunsch nach Gruppenzugehörigkeit) und „Abwandelns“ (Neugierdeverhalten, Erkundungsstreben) und beim Erwachsenen diejenigen des „Anbietens“ und des „Aufforderns“ (Direktive).

In jeder Bewegung, in jeder Handlung wirken zwei oder mehrere dieser Grundformen zusammen, mischen sich zu den real sichtbaren Verhaltensphänomenen, wobei jeweils die eine oder andere Charakteristik überwiegen kann. Für den Redner stehen auf den ersten Blick die Grundformen „Auffordern“ (A 1) und „Anbieten“ (A 4) im Vordergrund: Der Redner als entscheidungsfähiger Verkünder, als Lehrender, der die Zuhörer auffordert, seinen Direktiven zu folgen. Meist ist sie gepaart mit der Thematik des „Anbietens“; der Redner schenkt aus der Fülle seiner Erfahrungen, der Zuhörer wird veranlaßt, das Angebotene aufzunehmen. Je nach Redner und je nach Situation wird die eine oder andere Thematik vorherrschen.

Da es sich um die beiden Grundformen auf der Ebene des Erwachsenen, der Rationalität handelt, ist die Entwicklung der im ontogenetischen Reifungsprozeß vorangehenden Grundformen (A 3 und A 6, A 2 und A 5) Voraussetzung zur überzeugenden, erfüllten Gestaltung der für den Redner bezeichnendsten Verhaltensmuster. Verantwortungsbewußtes Entscheiden und Anbieten stützen sich ab auf der Kompetenz des Redners, kontaktbereit zwischen den eigenen Anliegen und den Bedürfnissen und Möglichkeiten der Zuhörer zu vermitteln („Austausch“), Unvorhergesehenes abzuwandeln („Abwandeln“), (Rück-)Meldungen vom Gegenüber aufzunehmen („Aufnehmen“) und Prozesse – aus den Vitalkräften schöpfend – in Gang zu setzen („In-Gang-Setzen“). Fehlt diese Grundlage, wirken die in diesem Fall bloß demonstrierte Ausdrucksgeste und die „zur Schau gestellte“ Thematik unecht, nicht überzeugend, „hohl“ und „aufgeblasen“: dieser „Redner“ mutet sich (und den Zuhörern) eine Handlung zu, die ihn überfordert, zu der er von seiner Entwicklung her noch nicht bereit ist, er überfordert sich. Rednerbildung hat demzufolge oftmals schwergewichtig an der Belebung der – als Basis für ein sicheres, getragenes Auftreten notwendigen – vier Grundformen auf der Ebene der Vitalität und Emotionalität zu arbeiten, indem bisher zu wenig entfaltete Strukturen freigelegt werden oder eine bisher einseitig ausgelebte Thematik [16] zu Gunsten einer vernachlässigten abgewandelt wird.

Werfen wir einen Blick zurück auf das unter 2. beschriebene Übungsbeispiel, so drängte es sich in einer Unterrichtsstunde [17] auf, um anhand der für den Redner ins Auge springenden Arbeit an Atem und Stimme die Thematiken „In-Gang-Setzen“ (A 3) und „Aufnehmen“ (A 6) zu gestalten. Das Gewicht und die Trägheit des Balls – wie auch die eigene – werden, je nachdem, ob es ein weitausladendes, großräumiges oder ein räumlich kleineres und damit rascheres Prellen ist, unterschiedlich stark in Gang gebracht. Dabei ist wesentlich, daß erfahrbar wird, wie sich ein sinnvolles Maß des Antreibens nur einspielen kann, wenn der Prellende nicht nur äußerlich tätig ist, sondern im Tun aufnimmt, wieviel Raum das In-Gang-Gesetzte zur Entfaltung beansprucht. Die stimmliche Unterstützung des Prellens durch das Bilden der Explosiva (p, t, k), die durch explosionsartiges Sprengen eines von den Artikulationsorganen geleisteten Widerstandes erzeugt werden und damit eine hohe Artikulationsintensität fordern, so daß auf ihnen leicht abgefedert werden kann, gehört ebenfalls direkt zur Thematik des Vitalkräfte mobilisierenden, an Widerständen wachsenden In-Gang-Setzens.

Dem „idealen“ Redner stehen sämtliche Verhaltensmuster gleichermaßen und gleichzeitig zur Verfügung. Aus der Integral- oder Bereitschaftshaltung heraus – der als integraler Geste der Eutonie Umfassend-Sein zukommt, in der Hingabe (A 6) und Eigenkraft (A 3), Austausch (A 5) und Wandlungsfähigkeit (A 2) sowie Gebefreude (A 4) und Entscheidungsfähigkeit (A 1) liegen (nach *Glaser* (c) S. 903) – wird je nach Erfordernissen die eine oder andere Handlungsthematik ausgelöst.

Der Redner tritt aber nicht nur als handelndes, die Umwelt veränderndes Wesen in Erscheinung (Handlungsformen), zunächst ist er einmal ganz einfach da. Schon dieses Da-Sein, der Zustand des räumlichen Anwesendseins (in jede Handlung hineinverwoben) zeigt – und fordert vom Redner – verschiedene Qualitäten. Die räumliche Anwesenheit des Redners ist nicht auf seinen Körperraum (den Körper aus Fleisch und Blut, das Körperliche) beschränkt. In seinem Leiblichsein ist er in einem Wirkraum präsent (Handlungs-, „Spielraum“), dessen Weite und Qualität von der Art seines Bezogenseins auf die Umwelt bestimmt wird. Dieser „Spielraum des Leibes“ *(Plügge)* wird durch die beschriebenen Handlungsformen gestaltet, belebt und verändert als auch gleichzeitig durch die Art und Weise, in einer bestimmten Situation räumlich ausgeweitet, anwesend zu sein (einer bestimmten Zustandsform), erfüllt. Die verschiedenen Zustandsformen werden sowohl durch meine Aktivitäten in der Welt (Handlungsformen) „gespeist“, wie sie auch wieder beeinflussend auf mein Handeln zurückwirken.

Die Handlungsformen (A 1–A 6) sind also durch Zustandsformen (B 1–B 6) mit folgenden Thematiken zu ergänzen:

(B) *Zustandsformen* des Verhaltens (Komponenten, die den Zustand bedingen):

„Horizont"	Raum-Weite (B 1): Die anderen mit der eigenen Atmosphäre umgeben; radiäre, allseitige Ausweitung des Bezugsraums über den eigenen Körperraum hinaus: „Abstecken" des nötigen „Spielraums" in die Raum-Weite, so daß ein genügend weiter Horizont zur Verfügung steht (kein „Brett vor dem Kopf"), ohne auf ein bestimmtes Gegenüber festgelegt zu sein.
„Präsenz"	Raum-Dichte (B 2): Im Wirkraum präsent sein; sektorenartige Ausbreitung und Verdichtung des Raumgefühls durch Erfassen der ganzen Gestalt des Gegenübers; gegenüber sein.
„Reagibilität"	Äußere Anregung (B 3): Offen sein für Anregungen von außen; dem anderen (Re-)Aktionsmöglichkeiten zugestehen.
„Spontaneität"	Innere Antriebe (B 4): Bereitschaft, Eigenimpulse zu verwirklichen.
„Kongruenz"	Abstimmung des Eigenen auf Anderes (B 5): Anpassung an unbekanntes Äußeres.
„Integration"	Reifung der Person (B 6): Anpassung an unbekanntes Inneres.

Auf körperlicher Ebene führen diese Einstellungsformen zu Auswirkungen, die sich vor allem im Spannungs- und Atembild zeigen (vgl. *Glaser* (b), S. 200ff.).

Für den Redner sind die Zustandsformen insofern von Bedeutung, als er im günstigsten Fall, bevor er das erste Wort zum Publikum spricht, im ganzen Vortragsraum anwesend, im potentiellen Handlungshorizont heimisch ist, indem er ein Empfinden für dessen Länge, Breite und Höhe und für die sich darin vorfindenden Gegenstände und Personen aufgebaut hat, ohne zunächst etwas zu fixieren, zu bevorzugen (B 1: „Horizont"). Aus dieser Raum-Weite wird er das Publikum noch nicht ansprechen. In der Ausrichtung der Sprechintention auf die konkrete Gestalt des Gegenübers (zum Beispiel die Größe des Publikums), wird ein bestimmter Sektor der zur

Verfügung stehenden Raum-Weite mit Eigen-Präsenz gefüllt, der Raum in dieser Richtung wird „verdichtet" (B2: „Präsenz"). Ist der Redner außerdem darauf eingestellt, dem Gegenüber eigene Bewegungs-, (Re-)Aktionsmöglichkeiten zuzugestehen (B3: „Reagibilität"), das heißt, der Stimmung, den im Raum stehenden Bedürfnissen Rechnung zu tragen, findet er sich in der bestmöglichen Ausgangslage, Eigenimpulse zu verwirklichen (B4: „Spontaneität"), beispielsweise zu sprechen.

Tönt der obige Abschnitt nicht schlimmer als jede in den Leitfäden zu findende Passage? Keineswegs: er ist deskriptiv; es ist beschrieben, was sich beim guten, das ist beim auf den Hörer und die Situation bezogenen Redner von selbst alles ereignet; der Abschnitt ist nicht präskriptiv, es wird nicht vorgeschrieben, der Redner müsse vor dem Redebeginn bei sich beispielsweise eine bestimmte Spannungs- oder Atemveränderung wahrnehmen oder erzwingen, bevor er den Mund öffnet. Die Phänomene müssen (und können) in ihrer Differenziertheit keineswegs „gemacht" werden. Die angeführten Verhaltensmuster spielen in jedem räumlichen Bezugsverhältnis, allerdings können die einzelnen Komponenten unterschiedlich stark hervortreten: Der eine Redner steht beispielsweise in guter Raum-Weite und aufnahmebereit für äußere Anregungen da (B1, B3), es fehlen aber das klare den-Anderen-meinen, die eigene Präsenz und der innere Antrieb (B2, B4) – in diesem Fall müssen in der Rednervorbereitung die von innen bestimmten Verhaltensmomente („Präsenz") Unterstützung und Belebung erfahren. Dominiert bei einem anderen Redner die Eigenpräsenz und fehlt die Offenheit, Anregungen, Reaktionen, die von außen kommen, wahrzunehmen (B3) und entsprechend darauf zu handeln (A2, A5), wodurch die Gefahr besteht, die Zuhörerschaft rücksichtslos zu überfahren, so wird in der Rednervorbereitung am Bilden der von außen bestimmten Verhaltensmomente, an Raum-Weite und Reagibilität gearbeitet.

Die oben beschriebenen Zustands- und Handlungsformen dürfen also keinesfalls als Elemente aufgefaßt werden, aus denen das Vortragen zusammengesetzt werden kann. Sie dienen als Orientierungshilfe, die ermöglicht zu erkennen, welche der notwendigen Thematiken bereits realisiert und welche bisher zu kurz gekommen, noch nicht verfügbar sind und die befähigt, die „minderwertigen", unterentwickelten Funktionen zu formen, so daß sie als „Verhaltensregister" bereit stehen, je nach Erfordernis der Situation – diese berücksichtigend und gestaltend – gezogen zu werden [18] und damit die „Klangfarbe" der Handlungen differenzieren.

Erfahrungsgemäß bildet ein Schwerpunkt der Kursarbeit die Notwendigkeit, nicht im willkürlichen Machen, der Aktivität stecken zu bleiben, sondern empfindungswach in sensibler Aufgeschlossenheit das sich Bildende wahrzunehmen (Rezeptivität in der Aktivität), um sinngemäß re-agieren zu können. Da uns heutigen Menschen des westlichen Kulturkreises die Aktivität meist näher liegt als diese Art der Rezeptivität, haben im Unterricht häufig die Thematiken „Aufnehmen" (A6), „Austauschen" (A5) und „Reagibilität" (B3) – sich äußeren Anregungen öffnen – im Vordergrund zu stehen. Im Bereich der Stimmbildung heißt das, daß immer wieder das Hören, das Lauschen (als ganzkörperlich-leiblicher Vorgang) auf die erzeugte Klangwelt – nicht nur das Ton-Produzieren – geübt werden soll, wobei damit gleichzeitig der stimmphysiologischen Erkenntnis Rechnung getragen wird, daß die Stimmgebung beim Sprecher „ganz überwiegend vom Gehör gesteuert wird" (*Habermann,* S. 73). Ohne mit den eigenen Stimmorganen viel zu tönen, konnte beispielsweise im durchgeführten Kurs (vgl. Anm. 17) dank Resonanzexperimenten mit „klingenden Steinen" soweit sie verlockten, sich der Vielfalt der Sinneseindrücke zu öffnen und die unterschiedlichen Klangschattierungen wahrzunehmen, die eigene Stimmqualität deutlich verbessert werden.

Als phylogenetisch geprägtes Erbe liegen die Grundformen der Bewegungsentwicklung bei der Geburt des Kindes als Entwicklungsmöglichkeit und -ansatz vor. Sie bedürfen der Bekräftigung und situationsgemäßen Anregung, damit sich ontogenetisch die individuelle Reifung des Menschen vollziehen kann (vgl. (*Glaser* (c), S. 901). Aufgabe der Rednerbildung – als Menschenbildung – ist, diese im Menschen angelegten Verhaltensstrukturen, die entwickelt sein wollen, wach zu rufen. Sie zu entwickeln, darin liegt die Kunst (und die Natürlichkeit) des Rhetorikers. Die „Kunst" (ars) steht in mäeutischer Funktion im Dienst der „Natur" (natura); ars und natura werden nicht als Gegenspieler ins Feld geführt, sondern beide als grundsätzlich zur Entfaltung des Menschen nötig, zu seiner Natur gehörend erkannt und eingesetzt.

Anmerkungen

[1] Der Aufsatz fußt auf Überlegungen und Ergebnissen der Lizentiatsarbeit „VORTRAGEN – Zur Phase der ACTIO im System der Rhetorik", die ich als Abschlußarbeit des Germanistikstudiums an der Universität Zürich unter Betreuung von PD Dr. *Rudolf Schwarzenbach* im Sommer 1985 verfaßt habe.

[2] Die Untersuchung stützt sich auf: *Fricke, Lemmermann, Mohler, Schiff, Schmid.*

3 Ausführungen zum „homo clausus" in der Einleitung zu „Über den Prozeß der Zivilisation", Bd. 1, S. XLVII–LXX.

[4] Vgl. *Jacobs,* insbesondere die Kapitel „Willkürliches und Unwillkürliches in der Bewegung", S. 116–124 und „Vegetative Einflüsse in der Bewegung", S. 124–135.

[5] Zum kindlichen Spracherwerb vgl. *Jakobson,* S. 20ff.
Die Art und Weise, wie das Kleinkind lernt, darf nicht ungeprüft auf das Lernen des erwachsenen Menschen übertragen werden, doch um diese Fragestellung geht es hier nicht primär. Deutlich werden sollte, daß sich das komplexe Bewegungsgeschehen (Gehen, Sprechen ...) am günstigsten einstellt, wenn der Mensch auf ein Gegenüber bezogen ist (sei es nun als Kind, das Bewegung lernt oder als Erwachsener, der geht, spricht: handelt).

[6] Vgl. *Glaser* (b), S. 210 und 231–235.

[7] Zur Unterscheidung „offener Systeme" von „geschlossenen Systemen" vgl. *Watzlawick,* S. 116ff.
„Dieser Unterscheidung zwischen geschlossenen und offenen Systemen darf das Verdienst zugeschrieben werden, die sich mit Lebensphänomenen befassenden Wissenschaftszweige von den Fesseln eines Denkmodells befreit zu haben, das im Wesentlichen auf der klassischen Physik und Chemie (also ausschließlich *geschlossenen* Systemen) beruhte. Eben weil lebende Systeme in lebenswichtigen Wechselbeziehungen zu ihrer Umwelt stehen, war die Anwendung einer Theorie und einer analytischen Methode, die für Vorgänge zutrifft, die in einem ‚verschlossenen, isolierten Behälter' stattfinden können, hinderlich und irreführend" (*Watzlawick,* S. 127f.).

[8] Zur Unterscheidung von „Körperhaftem" und „Leiblichem" vgl. *Plügge;* beispielsweise folgende Stellen:
„In der alltäglichen Begegnung und in der Zuwendung zur Welt überwiegt der *‚leibliche'* Charakter, d.h. Leiblichkeit als Vorgang, Vermittlung, als sich ständig Wandelndes. Die *‚körperlichen'* Qualitäten im Sinne eines Dinglich-Gegenständlichen und damit Determinierten treten dagegen zurück. Sie sind in Bewegung und Wahrnehmung, in Engagement und Weltbezug aufgehoben" (*Plügge* (a), S. 61).
„... im sogenannten Wohlbefinden erfahren wir das Leibliche weitgehend als Kommunikation, als Können, Handeln, Wollen, als Neigung oder Abneigung (‚passé sous silence'), aber nicht als ‚Befinden' im engeren Sinne. Erst wenn unsere Körperlichkeit ‚dazwischen' kommt, d.h. zwischen mich und mein Vorhaben, wenn unser körperlicher Zustand etwas nicht ‚glücken' läßt, bemerken wir die Schwere, den spezifischen Lastcharakter, die Erschöpfbarkeit – alles Zeichen vorwiegend körperlicher Zustände" (*Plügge* (b), S. 32).

[9] Zur Unterscheidung von Körper (-haben) und Leib (-sein) vgl. auch die Etymologie der beiden Wörter:
Körper:
Seit dem 13. Jh. bezeugte Entlehnung aus dem Lateinischen.
lat. corpus: 1) Körper, Leib von Menschen und Tieren, auch von Pflanzen
2a) Fleisch am Körper
b) Leichnam, Leiche
c) Rumpf (im Gegensatz zu Kopf und Gliedern)

d) Person, Individuum, vorzugsweise in bezug auf materielle Substanz
e) übertragene Bedeutung (z. B. „corpus delicti")

(nach LANGENSCHEIDTs Wörterbuch: Lateinisch – Deutsch)

Das Lehnwort mhd. korper, körper mit der Bedeutung Körper, Leichnam *(Lexer)* trat als Bezeichnung für den tierischen und menschlichen Körper an die Stelle des ahd./mhd. Wortes lîch. Im modernen Sprachgebrauch häufen sich die übertragenen Verwendungen des Wortes Körper (z. B. „Körper" als „Stoffmasse", „Körper" als Bezeichnung für jedes Gebilde von räumlicher Ausdehnung (nach DUDEN, Etymologie).

→ Konnotationen: statisch, dinghaft, fest, starr, tot

Leib:

Ahd. lîp mit der Bedeutung Leben; Leib, Körper *(Lexer)* hat sich aus dem germanischen Wort für Leben entwickelt (nach DUDEN, Etymologie).

→ Konnotationen: dynamisch, prozeßhaft, sich wandelnd, lebendig.

10 Dieses Übungsbuch hebt sich – als einziges Beispiel der Anleitungen zur Rednervorbereitung, auf die ich gestoßen bin – wohltuend von den übrigen Leitfäden ab. Die Autoren betonen die Bedeutung der intentionalen Zuwendung zum Partner/Publikum als für die Phonation wichtigen Atemantrieb. Der verwendete Begriff „Intention" deckt sich weitgehend mit dem Begriff „Transsensus".

11 *Coblenzer/Muhar* (S. 70) haben für den Vorgang, der das reflektorische Luftergänzen auslöst, den Begriff „Abspannen" geprägt; zum Phänomen des reflektorischen Atemschöpfens vgl. *Glaser* (b), S. 41 und S. 251 f.

12 Dabei übt dieser sich in der Thematik des „Aufforderns": er bestimmt den Zeitpunkt und die Höhe des Werfens und fordert die Gruppe auf, schon das erste Ansteigen des Balls mitzuvollziehen.

13 Daneben wirken im Prellen noch weitere Grundformen der Bewegungsentwicklung mit, die ebenfalls durch gezielte Aufgabenstellungen wachgerufen werden können. Zur Bedeutung der Grundformen der (Bewegungs-)Entwicklung für den Redner vgl. S. 103 ff.

14 Die Zusammenfassung basiert (z. T. wörtlich) auf: *Glaser* (b), S. 188–205; *Glaser* (c), S. 901–903; *Glaser* (d), S. 554–562.

15 Evolutionsformen als „Entwicklungstendenzen sind körperdynamisch immer *Entfaltungsvorgänge,* die mit Lösung, Dehnung und Ausweitung – wir sagen dazu *Obtentus* – besser zu beschreiben sind als mit den – natürlich auch vorhandenen – Kontraktionsvorgängen" (*Glaser* (c), S. 902). Steht in einem Lebensabschnitt einer Person nicht die Evolutionsthematik (auf die Welt zu) im Vordergrund, sondern das kontaktverneinende Sich-Verschließen vor der Welt, dürfen wir streng genommen nicht von Entwicklung sprechen, da es zu keiner Ent-wicklung, sondern zum Sich-Zusammenziehen (Kontraktion), zur Regression kommt. Daß die täglich sich zeigenden Verhaltensphänomene reich an solchen Regressions- oder „Involutionsformen" (wie sie *Glaser* nennt; zum Verhältnis Evolutions-/Involutionsformen vgl. *Glaser* (d), S. 554–557) sind, ist offensichtlich. Ich gehe hier nur auf die Evolutionsformen ein, da unter Ausrichtung auf das zu Bildende nur Evolutionsformen als Richtlinien dienen können.

16 Ist beispielsweise die Thematik des Richtungs-Weisens (A 1) einseitig überbetont, wird sie – ohne den tragenden Unterbau der Vitalkräfte (A 3, A 6) – zur reinen Intellektualität oder – ohne Bezugnahme zur Mittelschicht der gefühlsbetonten Anpassungsfähigkeit – zur bloßen „Rechthaberei" und „Streiterei".

17 Im Sommersemester 1985 führte ich mit Studenten des Deutschen Seminars der Universität Zürich einen Kurs durch, in welchem erprobt werden sollte, wie weit sich die gewonnenen Einsichten in der praktischen Rednervorbereitung bewährten. Dabei stützte ich mich auf Erfahrungen, die ich während meiner Ausbildung am „Seminar für organisch-rhythmische

Bewegungsbildung – Lehrweise Medau", geleitet von *Ursula Beck* und *Irene Wenger,* in Bern sammeln konnte. (Darstellung, Auswertung und Kritik des Projekts in der Lizentiatsarbeit, vgl. Anm. 1.)

[18] Als „passives" Geschehen; ausgelöst durch Handlungsintention und äußere, gegebene Umstände.

Literatur

Coblenzer, H. und *Muhar, F.:* Atem und Stimme. Anleitung guten Sprechens. Wien, 1976.

Elias, N.: Über den Prozeß der Zivilisation. Soziogenetische und psychogenetische Untersuchungen. Erster Band: Wandlungen des Verhaltens in den weltlichen Oberschichten des Abendlandes. – Zweite, um eine Einleitung vermehrte Auflage. Frankfurt a. M., 1981.

Fricke, W.: Frei Reden. Leitfaden für Arbeitnehmer. Köln, 1983.

Glaser, V.: (a) Das Gamma-Nervenfaser-System (GNS) als psychosomatisches Bindeglied. In: Atemschulung als Element der Psychotherapie, hrsg. von *Lucy Heyer-Grote,* S. 210–221. Darmstadt, 1970.

Glaser, V.: (b) Eutonie. Das Verhaltensmuster des menschlichen Wohlbefindens. Lehr- und Übungsbuch für Psychotonik. Zweite, überarbeitete Auflage. Heidelberg, 1981.

Glaser, V.: (c) Eutonie als integrales Verhaltensmuster. – In: Erfahrungsheilkunde: Zeitschrift für die ärztliche Praxis, hrsg. von *Erich Krug,* 1980/11, S. 899–904, Heidelberg, 1980.

Glaser, V.: (d) Reicht unsere heutige Wissenschaft aus, das chinesische Meridian-System zu erklären? In: Erfahrungsheilkunde: Zeitschrift für die ärztliche Praxis, hrsg. von *Erich Krug,* 1984/9, S. 553–563. Heidelberg, 1984.

Habermann, G.: Stimme und Sprache. Eine Einführung in ihre Physiologie und Hygiene. Stuttgart, 1978.

Jacobs, D.: Die menschliche Bewegung. Kastellaun, 1977.

Jakobson, R.: Kindersprache, Aphasie und allgemeine Lautgesetze. Frankfurt a. M., 1969.

Lemmermann, H.: Lehrbuch der Rhetorik. München, 1962.

Mohler, A.: Überzeugend reden – erfolgreich verhandeln. München, 1970.

Plügge, H.: (a) Der Mensch und sein Leib. Tübingen, 1967.

Plügge, H.: (b) Vom Spielraum des Leibes. Klinisch-phänomenologische Erwägungen über „Körperschema" und „Phantomglied". Salzburg, 1970.

Schiff, M.: Redetraining. Lehrbuch der modernen Rhetorik mit Übungen zur Atem- und Vortragstechnik. – In Zusammenarbeit mit *Susanne Wolf.* München, 1973.

Schmid, G.: Überzeugen durch Reden. Ein Schallplatten-Seminar zur Sprecherziehung und Rednerschulung mit Handbuch. – Bestell-Nr. der Schallplattenkassette: Christopherus, CK 70329. Freiburg i. Br., 1971.

Watzlawick, P. u. a.: Menschliche Kommunikation. Formen, Störungen, Paradoxien. Bern, 1974.

Sinnvoller Leistungssport – ein Anachronismus?

von *Annelies Wieler*

Spiel und Sport, in früheren Zeiten Mittel, um die heranwachsende Jugend für die vielfältigen Anforderungen des Lebens zu rüsten, bieten heute für viele Menschen die einzige Gelegenheit, sich körperlich mit der Umwelt auseinanderzusetzen. Unser technisierter Lebensraum schafft uns zwar viele Erleichterungen, nimmt uns aber auch die Möglichkeit, unseren Körper im Alltag voll einzusetzen.

Wir lernen, unseren Bewegungsdrang zu zähmen und durch unsere Muskulatur willensmäßig zu kontrollieren.

Der heutige Lebensstil zwingt uns schematisierte Teilbewegungen auf, die wir einüben und unabhängig von unserer Stimmung präzise wiederholen können. Körperliche Stimmungsäußerungen wirken sich meist störend für den jeweiligen Arbeitsablauf aus. So bieten sich Spiel und Sport als geeignete Blitzableiter für die im Alltag aufgestauten Lebensaktivitäten an. Hier darf der längst fällige Fußtritt auf den Ball abgegeben werden und der Freudenschrei über einen geschickten Spielzug darf über's ganze Feld ertönen. In der körperlichen Auseinandersetzung mit Dingen und anderen Menschen werden hier auch Fähigkeiten erprobt, geschult und bestätigt. Fähigkeiten, die dem Menschen helfen, seine Alltagssituationen selbstverständlicher anzupacken. Sport im Dienste einer zufriedenen Menschheit.

Längst ist der Spiel- und Sportgedanke über diese Vorstellungen hinausgewachsen, hat sich verselbständigt und sich seine eigenen Gesetze geschaffen: höher, weiter, schneller, geschickter, eleganter, besser als alle andern. Nicht die eigenen Möglichkeiten sind bestimmend, sondern die Fähigkeiten der anderen setzen die Grenzen, die es zu überbieten gilt. Um diese Leistungen vollbringen zu können, werden aus der Gesamtheit der Bewegungsmöglichkeiten spezielle Bewegungsabläufe herausgelöst und gesondert geschult. Durch diese einseitige Formung können auf bestimmten Gebieten überdurchschnittliche Leistungen erzielt werden, während andere Fähigkeiten verkümmern oder degenerieren.

Der Bewegungsapparat des Menschen hat sich zur heutigen Struktur und Form entwickelt, weil diese am sinnvollsten an die Umwelt angepaßt scheint.

Der Körper befähigt uns, über die Muskulatur als ausführendes Organ, handelnd in die Welt einzugreifen, auszudrücken, was uns bewegt, aber auch die Welt auf uns wirken und uns bewegen zu lassen.

Entsprechend der Art und Weise seines Handelns formt sich die Gestalt des Menschen, die objektivierbar sein Verhalten zur Umwelt ausdrückt. Unser Sprachgebrauch kennt Redewendungen, die diese Doppeldeutigkeit ausdrücken. Wir bezeichnen jemanden als „aufrechten Kerl" und meinen damit neben seiner augenblicklich aufgerichteten Körperhaltung seine Einstellung uns und unsere ihm gegenüber.

Körperformung, die durch Spiel, Sport und Arbeit geschieht, heißt also nicht nur Formung des Bewegungsapparates, sondern auch Beeinflussung der Gefühlslage und der Verhaltensweise des Menschen in der jeweiligen Situation. Bewegungsübungen sollten daher als Handlungsformen erarbeitet werden und einen entsprechenden Umweltbezug beinhalten. Ein gesundes Kind lernt gehen, weil es von da nach dort gelangen will. Nicht seine Beine und Füße bewegen sich isoliert, sondern das ganze Kind geht. Es käme keinem vernünftigen Menschen in den Sinn, mit dem Kleinkind Krafttraining zu machen, um ihm das Gehen beizubringen. Nein, im Gegenteil, wir motivieren das Kind mit Verlockungen:

Komm' in meine Arme!
Hol' den Ball, lauf ihm nach!

Durch das Eingehen auf diese verlockenden Angebote wird die entsprechende Muskulatur gekräftigt und der Bewegungsablauf ermöglicht.

Übertrage ich diesen Gedanken, der uns beim Kleinkind so selbstverständlich erscheint, auf den Sport, kommt mir mein erster Dozent im Geräteturnen in den Sinn. Stets betonte er: durch Tummeln an den Geräten werden die entsprechenden Fähigkeiten und Kräfte erworben, ich brauche kein gesondertes Krafttraining, um an den Geräten turnen zu können.

Martina erhält die Aufgabe, auf der Reckstange zu balancieren. Sie nutzt die Stange, um an ihr Halt zu finden. Es ist ihr gelungen, sich auf das Gerät zu beziehen. Sie scheint mit ihm verwachsen zu sein. Die damit einhergehende Tonisierung bewahrt ihre Körperhaltung. Deshalb muß sie keine besonderen muskulären Anstrengungen unternehmen, um oben zu bleiben. Sie strahlt zufriedene Sicherheit aus.

Es war die Aufgabe gestellt, auf der Stange zu balancieren und eben nicht, sich auf ihr festzuhalten. Dadurch wird statt der Rückbezüglichkeit des *sich* Festhaltens das Umgehen mit der Situation der Stange und das Hinaus-Spüren über die gedehnten Gebiete verlangt. Trotzdem wird die Muskulatur ge-

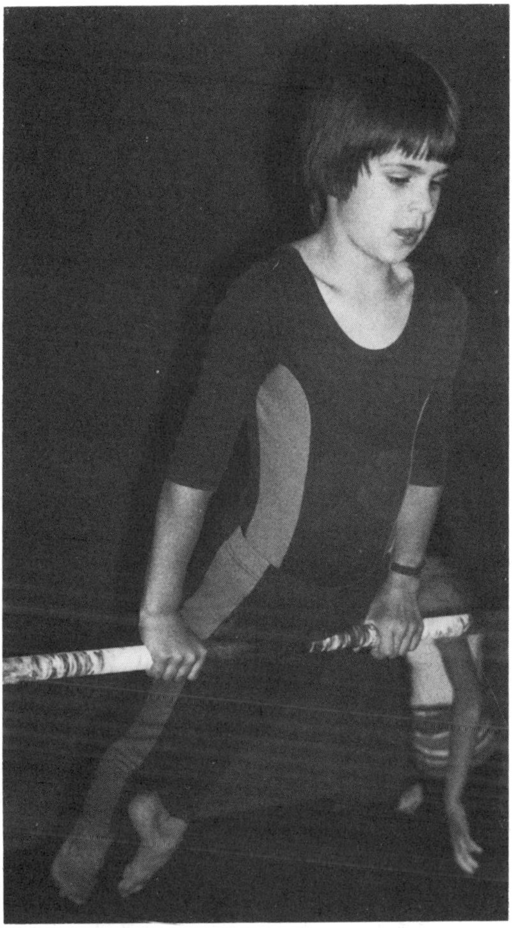

kräftigt, doch die Kräftigung tritt als kaum beachtete Begleiterscheinung auf. Ermöglicht wird sie durch das Prinzip der aktiven Dehnung, bei der über den Umweltbezug die Tonusregulation in Gang kommt und mit der Obtentusreaktion gleichzeitig eine reflektorische Kräftigung der Muskulatur erreicht wird (*Glaser:* Eutonie 1980).

Voraussetzung derartiger Bewegungen ist zunächst ein unspezifisches Interesse an der Umwelt. Daraus muß sich die Bereitschaft entwickeln, in einer bestimmten Art und Weise auf diese einzuwirken oder auf die von ihr gestellten Anforderungen eine entsprechende Antwort zu geben. Unter diesen beiden Aspekten sind grundsätzlich alle Bewegungen, die unser Körper zuläßt, möglich. In diesem Sinn gibt es keine falschen oder richtigen Bewegungsübungen.

Auf der Basis des unspezifischen Umweltinteresses hebt jede Übungssituation ein spezielles Moment menschlichen Verhaltens in den Vordergrund. Es muß also kein neues Bewegungssystem angeboten werden, und es braucht keine neuen Übungsformen. Indem bestehenden Übungen Sinn gegeben und ihr spezifischer Bezug zur Umwelt angesprochen wird, werden die tonusregulierenden Gesetze der Psychotonik wirksam. Sinnvoller Sport ist also nicht abhängig von der Technik, sondern von der Art und Weise, wie diese angewiesen wird.

Im Wettkampf sind guten Sportlern ohnehin Technik und also formale Gesetze der Bewegungsmechanik kaum im Bewußtsein, sondern sie sind ganz auf die Wirkung ihres Tuns und also das Ziel gerichtet. Hoch- und Weitspringer auf die Latte, die Markierung, die es zu überspringen gilt, Tennisspieler auf Ball und Gegner, Skifahrer auf Topographie und Zustand der Piste und die je nächste Markierung usw. Sie alle verhalten sich im besten Fall wie der Junge, der versucht, seinen Stein möglichst oft übers Wasser hüpfen zu lassen.

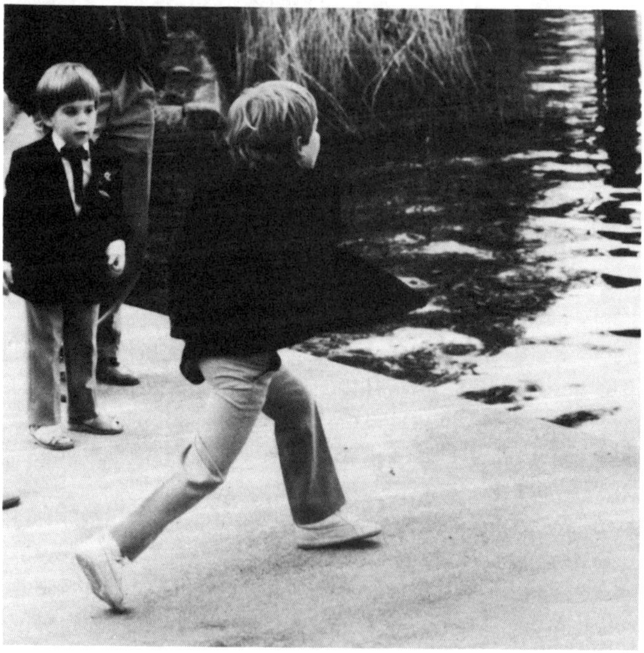

Er verschwendet keinen Gedanken daran, wie und wo er seine Füße plazieren soll und welche Bewegung er mit dem Arm machen wird. Er hat sich ganz auf die Aufgabe eingestellt, keine Anzeichen von Anstrengung und Verkrampfung. Sein Körper scheint dem Stein nachzulauschen.

Ich habe das Foto im Familienalbum einer Bekannten gefunden und war begeistert von der gelösten Bewegung des Jungen. Die Mutter selbst fand daran nichts Besonderes. Genau dies scheint mir aber das Besondere zu sein. Eine sinnerfüllte oder auch sinnvolle Bewegung zeichnet sich eben dadurch aus, daß an ihr nichts Außergewöhnliches ist. Die Bewegung selbst wird unwichtig. Im Vordergrund steht die Wirkung, die mit ihr erzielt wird. So wirkt die Bewegung nicht nur gelöster, sondern sie *ist* auch müheloser.

Wenn wir diese Phänomene für Sportunterricht und Training nutzen, gilt es konkrete Situationen zu schaffen, situationsgerechte Vorstellungen anzuregen, welche die notwendigen spezifischen Fähigkeiten verlangen und also trainieren.

Eine Schwierigkeit dieser Arbeitsweise besteht darin, daß dem Lehrer oder Trainer zwar die Perfektionierung des isolierten Bewegungsablaufes und die Kräftigung der dazu benötigten Muskulatur Richtlinie ist, er dies aber nicht anspricht, sondern die dazu günstigsten Situationen schaffen oder entsprechende Vorstellungen anregen und in einer verständlichen Alltagssprache ansagen muß. Die Worte sollen so gewählt werden, daß durch sie Assoziationen zu bereits Erlebtem wachgerufen werden. Und sie sollen frei von jeder Wertung sein, d.h., es muß berücksichtigt werden, daß wir in der subjektiven Beurteilung von Erlebnissen und Erfahrungen, die wir im Laufe unseres Lebens gemacht haben, geprägt sind. Die Übermittlung situationsgerechter Vorstellungsinhalte ist aber nicht nur eine intellektuelle und damit eine Angelegenheit der Wortwahl. Der Unterrichtende muß auch gefühlsmäßig von den Bildern, die er wachruft, und den Situationen, die er schafft, überzeugt sein, so daß er diese mit Stimme und Gebärde entsprechend unterstützt weitergeben kann.

Wo nicht an der Technik der Bewegung, sondern an ihrer Wirkung gearbeitet wird, stehen nicht einzelne Teile des Bewegungsapparates im Vordergrund, sondern interessiert der Mensch und seine Verhaltensweise. Es ergibt sich daraus eine zweite Schwierigkeit psychotonischer Arbeitsweise im Leistungssport. Leistungssport fordert einseitige Höchstleistungen und muß die Verkümmerung anderer Fähigkeiten in Kauf nehmen. Bei der Arbeit an der Verhaltensweise des Menschen wird aber unweigerlich gerade auch die Förderung brachliegender Fähigkeiten wichtig im Hinblick auf eine Vervollkommnung der Persönlichkeit. So ist psychotonische Arbeit im Leistungssport eine Gratwanderung zwischen den sich widerstreitenden Forderungen nach isolierter Höchstleistung auf der einen, Vervollkommnung der Persönlichkeit auf der anderen Seite, die nur von Fall zu Fall entschieden werden kann.

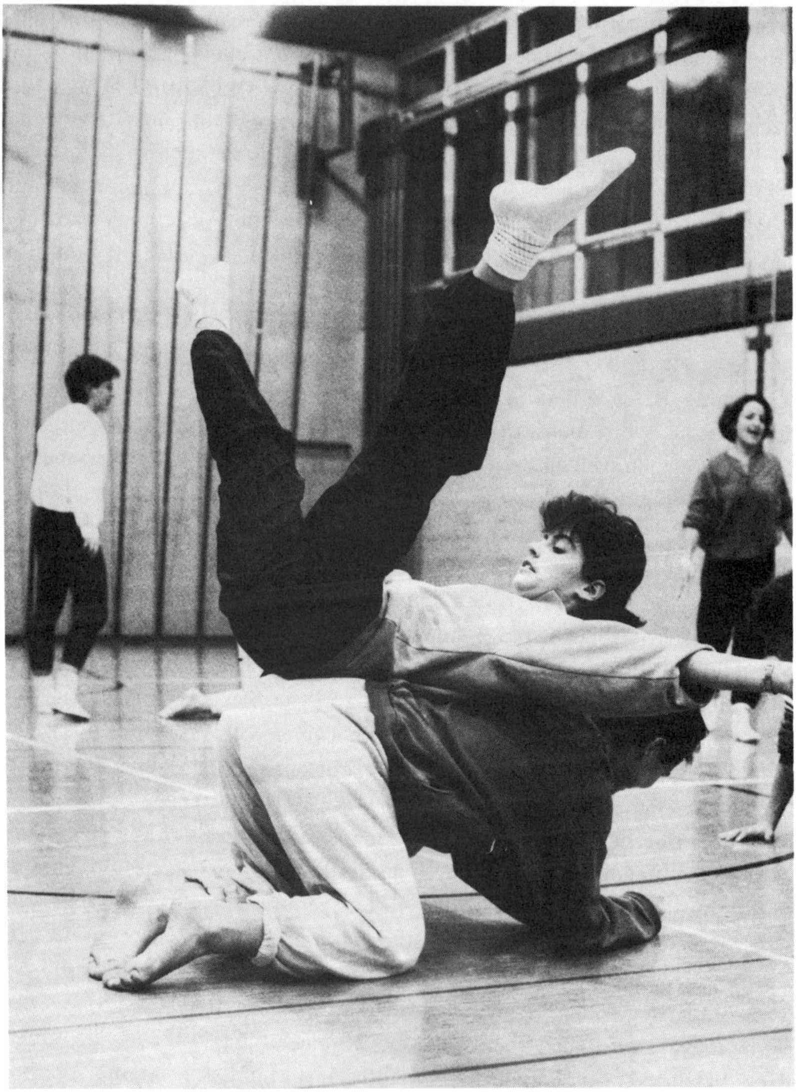

In diesem Sinne geförderte Sportler erreichen ihre Leistungen nicht aufgrund einer einseitigen Beanspruchung ihres Bewegungsapparates, sondern aus der Gesamtheit ihrer Fähigkeiten heraus. Vielleicht vollbringen sie in den Disziplinen, in welchen objektiv meßbare Daten entscheiden, keine absoluten Höchstleistungen.

Wo aber Anpassung an ständig wechselnde Situationen, das Eingehen auf Gegner oder Partner, oder wie im Turnen der Gesamteindruck und also Geschmeidigkeit und Harmonie der Bewegung entscheiden, werden sie im Vorteil sein. Ohnehin müßten Leistungen im Sinne von bestmöglichem Verhalten in unserer Beurteilung von jeglicher Wertung frei sein.

Lebensschulung – Zusammenlebensschulung

von *Moia Grossmann-Schnyder*

Wir haben in dieser Festschrift versucht, einen Überblick zu geben über Wirkung und Einsatzbereiche psychotonischer Arbeit. Wenn es uns auch gelungen ist, das Feld breit abzustecken, erheben wir dennoch nicht den Anspruch auf Vollständigkeit. Es fehlen leider so wichtige Bereiche wie z.B. die Arbeit mit Spastikern oder geistig Behinderten, in welchen psychotonische Therapie erfolgreich eingesetzt wird.

Und es fehlt ein Hinweis auf die über alle Therapie und Körper- und Stimmbildung hinausführende Lebensschulung und Menschenbildung, die *Volkmar Glaser* um so mehr am Herzen liegt, als es ihm immer um mehr als Abwesenheit von Krankheit, um Heilsein und Ganzheit und also um Entwicklung hin zur Vollkommenheit geht. So ist jede psychotonische Therapie darauf ausgerichtet, statt Symptome zu beseitigen, den Menschen (wieder) kommunikations- und lebensfähig zu machen. Kommunikationsfähigkeit ist dabei zwar Grundlage der Gesundung und also Mittel zum Zweck. Aber es ist umgekehrt jede psychotonische Therapie über die Beseitigung von Krankheit hinaus auch Lebensschulung. Das gilt natürlich für jede Körper- und Stimmbildung genauso. Das Mittel Kommunikationsfähigkeit wird Zweck, wo nicht der beschwerdefreie, sondern der ganzheitlich entwickelte Mensch das Ziel ist.

Es gibt immer mehr Menschen, die ohne den Anlaß einer physischen oder psychischen Krankheit neue Wege zur Lebensbewältigung suchen. Es gilt also in diesem letzten Beitrag, Wert und Möglichkeiten der psychotonischen Arbeit in der allgemeinen Lebensschulung und Menschenbildung (etwa an Volkshochschulen) darzustellen mitsamt dem gesellschaftlichen Hintergrund, den Beweggründen und Zielvorstellungen.

Wir wissen heute, daß die Menschheit nur eine Chance hat zu überleben, wenn es uns gelingt, aus der Konkurrenzhaltung, die uns alle (noch) weitgehend bestimmt, heraus zu einer umfassenden Gemeinsamkeit zu finden; zu einer Gemeinsamkeit, die über Familie, Gruppe und Volk, ja über unsere Generation, über Rasse und Art hinausgeht. Gemeinsamkeit auf so globaler Ebene, von so weiten und komplexen Ausmaßen übersteigt in aller Regel menschliches Fassungsvermögen, um so mehr, als wir schon in unserer nächsten Nähe Schwierigkeiten haben, Gemeinschaft zu verwirklichen. „Dulosigkeit“ *(Martin Buber)* und Vereinsamung, „Angst vor Nähe“ *(Wolfgang Schmidbauer)*, Beziehungslosigkeit und Beziehungsunfähigkeit schon im überschaubaren Rahmen von Familie und Arbeisplatz sind an der Tagesordnung und gehören zu den verbreitetsten Problemen und Krankheitsursachen. Und trotzdem nimmt der Trend zur Vereinzelung noch zu – „In meinem Film bin ich der Star, ich komm’ auch gut alleine klar!“ – nicht zuletzt, weil wir meinen, uns nur durch Abgrenzung, Ausgrenzung schützen zu können, mit immer mehr Raum, Schutzraum um uns. Das Bedürfnis nach Selbstverwirklichung und Selbsterfahrung, nach „abgrenzender Selbsterfahrung“ *(Jürg Willi)* müßte auch in diesem Zusammenhang gesehen werden.

Eigensinn statt Gemeinsinn, Abgrenzung statt Gemeinschaft. Wir haben seit Generationen, und in diesem Ausmaß seit Beginn der Industriellen Revolution vor 200 Jahren, wenig anderes gelernt. Es geht übrigens Konkurrenzverhalten nicht nur zeitlich, sondern auch geographisch mit der Industrialisierung einher. Wie an anderer Stelle dargelegt, gibt es Entwicklungen, die eine solche Haltung fordern, die in den Kei ra ku dem Tae Yang zugeschrieben wird. Aber es muß ihr jene des Austauschens und Einordnens, des Miteinanders des Chüe Yin folgen, damit es nicht zu Rücksichtslosigkeit und Egozentrik kommt.

So müßten wir heute, da wir das Abgrenzungs- und Konkurrenzverhalten als überholt, ja schädlich erkannt haben, den Mut aufbringen, es abzulegen.

In unserer nächsten Vergangenheit gab es schon einmal einen Anlauf in dieser Richtung. Ausgehend von Amerika haben Jugendliche der APO- und Hippie-Generation in den späten 60er Jahren nach neuen Wohn- und Lebensformen gesucht. Leider war den wenigsten dieser Initiativen dauerhafter Erfolg beschieden. Offenbar sind wir nicht mehr gewohnt, miteinander statt gegeneinander zu arbeiten und zu leben. Und der Wille allein genügt nicht. Es ist bei aller Einsicht schwierig, der Notwendigkeit zu folgen, wenn sie nicht mit der Neigung übereinstimmt. „Der Geist ist willig, doch das Fleisch ist schwach.“

Wir müssen also beim ‚Fleisch‘ ansetzen, das Notwendige angenehm machen. Es wäre vermessen, psychotonische Arbeit da als Allheilmittel anzupreisen, und doch bin ich überzeugt, daß darin eine Chance besteht: Am eigenen Körper Weitung und Lösung als Folge von Bezogensein, Wohlbefinden als Rückwirkung von Miteinander-Sein sinnlich wahrzunehmen und zwar in den unterschiedlichen Einstellungscharakteristika, wie sie in den Kei ra ku zum Ausdruck kommen. Während in der Therapie, der Körper- und

Stimmschulung Gemeinsamkeit, Bezogensein als Hilfsmittel eingesetzt wird zur Gesundung, zur Leistungssteigerung, wird da der umgekehrte Weg begangen: die körperlich angenehme Erfahrung soll Anreiz werden, sozialeres Verhalten, Solidarität nicht aus intellektueller Einsicht zu leben, sondern aus egoistischem Bedürfnis nach Wohlbefinden.

Ich arbeite dazu gerne mit Übungen aus dem Umkreis von ‚Transsensus zur Verbindung'-Konjunktion (*Glaser*, 1980). Indem Situationen geschaffen werden, welche (fast) nur im Miteinander bewältigt werden können, sind diese Übungen vor allem geeignet, Partnerschaftlichkeit anzuregen, eben deren Vorteile körperlich erlebbar zu machen.

Beispiel 1: Zwei Partner sollen Kopf an Kopf oder mit einem Ball oder Ballon zwischen den Stirnen versuchen, sich mit den Füßen so weit wie möglich voneinander zu entfernen; sollen sich ohne verbale Verständigung miteinander fortbewegen.

Beispiel 2: Zwei Partner sitzen sich am Boden gegenüber. Die angewinkelten Beine gegeneinander gestemmt sollen sie, ohne sich mit den Händen zu stützen oder an den Beinen festzuhalten, in dieser Haltung verweilen und sich über die Füße bewegen, schaukeln.

Beispiel 3: Zwei Partner sitzen Rücken an Rücken auf einem großen Gymnastikball (Pezziball) und sollen sich zunächst diesen Platz bequem teilen und sich dann gemeinsam auf dem Ball bewegen, wippen und dabei auf ‚heja-hopp' hochspringen und sich hinsetzen.

Es lassen sich alle drei Übungen optimal nur im ‚Miteinander-Sein' verwirklichen, d.h., wenn beide Partner ihr Körperschema, ihren Gefühlsraum so weit auf den anderen ausdehnen, daß jeder den anderen in seiner Bewegung miterfaßt und sich selbst als ein Teil der neuen Zwei-Einheit einbringt; je weniger sich jeder darum bemüht, sich selbst zu halten, und je mehr er im Gegenteil, etwa in Beispiel 2, den Partner statt sich selbst bewegt. So und nur so können sich die Partner in Beispiel 1 soweit auseinander entfernen, daß sie sich so weit und fast in die Horizontale vorneigen, wie man das alleine nie in dieser Stellung halten könnte. Beispiel 2 könnte zwar auch allein, aber niemals so lange und mühelos und ohne Verspannung von Oberschenkeln und Bauch durchgeführt werden. Beispiel 3 zeigt dagegen, daß wider Erwarten beide Partner bequem auf dem Ball sitzen können, ja beide um so bequemer, je besser sie sich aufeinander einstellen und also die ‚Mitte' finden. Sobald dieses Gleichgewicht gestört wird, fühlen sich, wie auch in den anderen Übungen, erstaunlicherweise beide Partner nicht wohl, meinen beide, zu wenig Platz zu haben, und müssen beide mit der Kraft der Oberschenkel gegenhalten.

Zuviel Platz zu beanspruchen braucht Kraft und sich dagegen wehren sowieso. Es ist aber genauso unangenehm, wenn sich mein Partner ‚bescheiden', ‚rücksichtsvoll' zurückhält, wie wenn er mich bedrängt. Wenn er zuviel Platz einnimmt, kann ich mich mit ihm auseinandersetzen und ihn zurecht- und zurückweisen. Wenn er sich zurückhält, zurückzieht, muß ich unser beider Last tragen oder ihm folgen. Er wird sich dann von mir bedrängt fühlen, was seine Rückzugshaltung bestätigt und sich in Vorwürfen oder einer plötzlichen Umkehr entlädt. Wieviele Schwierigkeiten im Zusammenleben, Zwistigkeiten beruhen nicht auf dieser Unfähigkeit, Grenzen, Räume hinüber und herüber wahrzunehmen. Es mag an den Menschen liegen, die vor allem zu uns kommen, daß diese Konstellation am häufigsten auftritt und es am meisten Eindruck macht, zu erfahren, daß ich meinen Raum nicht nur beanspruchen darf, sondern beanspruchen muß, damit es zur Gemeinsamkeit überhaupt erst kommen kann.

Indem die Ansage in diesen Kursen entgegen der Regel das Miteinander zunächst bewußt nicht anspricht, läßt sie die spontane und also gewohnheitsmäßige Einstellung zu. Es werden die Schwierigkeiten mit An- und Verspannungen und anderen körperlichen Beeinträchtigungen in diesem Fall als Negativbeispiele geradezu gewünscht, und es werden diese Erfahrungen und ihre Parallelen zum Alltag besprochen. Es sind diese Erfahrungen aber nur Hilfsmittel eines Unterrichtes, dessen zentrales Anliegen immer wieder das Erlebnis und körperliche Empfinden von Mühelosigkeit, Leichtigkeit und Selbstverständlichkeit im Miteinander ist.

Kleines Glossar

Eutonie	Zustand mit gutem, psychosomatischem Spannungsgleichgewicht
FAB-Methode	Fühlen mit alternierendem Bewußtsein, d. h. im Wechsel von Situations- und Leibgefühl
Gamma-System oder GNS	Nervensystem aus dünnen Fasern, die die Muskelspindeln sensomotorisch versorgen; das tonusregulierende Nervensystem
haptischer Raum	durch den Tastsinn und das Über-sich-hinausspüren bestimmter, dem Menschen zugehöriger Raum
Intention	Absicht, Vorhaben, bei *Glaser* „auf die Welt einwirkend“
Intentionale Bewegungsentwicklung oder Intentionsbewegung	Zuwendungsbewegung
Kei ra ku	japanische Bezeichnung der chinesischen Meridiane, bei *Glaser* Grundformen der Bewegungsentwicklung
Kommunikatives Bewegen	gemeinsames Bewegen wird in der psychotonischen Arbeit mit Bewegen- Gegenbewegen methodisch eingesetzt
Obtentus	muskuläre Bewegung des Sich-Entgegenstreckens; Muskelphänomen des Transsensus
Poststimulation	Nacherleben; nachträgliches Wahrnehmen des Leibgefühls
Prästimulation	Vorausempfinden; Wahrnehmen des Leibgefühls in der Vorbereitung
Transsensus	Über-sich-hinaus-spüren, Körperschema erweitern
Verbal taktiler Eutonieaufbau	systematisches Intentionstraining zur Erarbeitung des haptischen Raumes